ABRÉGÉ

D'HIPPOLOGIE

OU PRÉCIS

SUR LA CONNAISSANCE DU CHEVAL,

Et sur les moyens de le conserver en santé,

À L'USAGE

Des Officiers et des Sous-Officiers des Troupes à Cheval,

PAR E. LABORDE,

Vétérinaire en premier au 12ᵉ régiment d'Artillerie.

PARIS,

Imprimerie et Librairie militaires de G. Laguionie,

(Maison Anselin),

Rue et Passage Dauphine, 36.

1843

ABRÉGÉ

D'HIPPOLOGIE.

Imprimerie de Cosse et G.-Laguionie, rue Christine, 2.

ABRÉGÉ

D'HIPPOLOGIE

OU PRÉCIS

SUR LA CONNAISSANCE DU CHEVAL

Et sur les moyens de le conserver en santé.

À l'usage des Officiers et des Sous-Officiers
des troupes à cheval,

Par E. LABORDE,

Vétérinaire en 1er au 12e Régiment d'Artillerie.

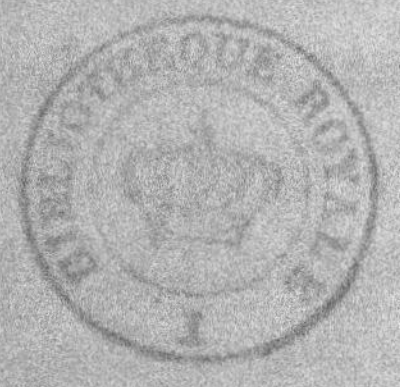

———————

PARIS,

Imprimerie et Librairie Militaire de Gaultier-Laguionie,
Rue et Passage Dauphine, 36.
1843

AVERTISSEMENT.

——

L'hyppiatrique, d'après son étymologie, est la médecine du cheval. Ce mot est donc synonime de ce que nous entendons par médecine vétérinaire.

La science à laquelle on donne généralement le nom d'hippiatrique ne s'occupe cependant que de la connaissance extérieure et de l'hygiène du cheval, et n'embrasse par conséquent que deux des branches nombreuses de la médecine vétérinaire. D'après cela, il m'a paru convenable de substituer au mot hippiatrique celui d'hippologie, qui signifie discours ou dissertation sur le cheval.

Une foule d'ouvrages, dont quelques-uns fort recommandables, ont été écrits sur cette partie. Les uns m'ont paru trop longs; les autres, trop succincts. J'ai cherché, en écrivant celui-ci, à éviter ces deux extrêmes. Un ouvrage destiné à messieurs les officiers et sous-officiers devait être assez abrégé pour qu'il pût être facilement porté et consulté. Cependant il fallait lui donner assez d'étendue pour que rien ne fut omis, et que tout fut intelligible.

Je n'ai fait que désigner, pour ainsi dire, certaines parties qui m'ont paru peu importantes ou qui ne devaient pas être approfondies. Je me suis étendu, au contraire, sur celles qui devaient être parfaitement connues, telles sont les robes, les signalements, les harnais, etc.

Mon but a été d'être utile, en facilitant l'étude d'une science que tout homme qui s'occupe des chevaux doit connaître. Si j'ai atteint ce but, je serai largement récompensé de mes faibles efforts.

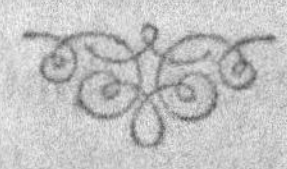

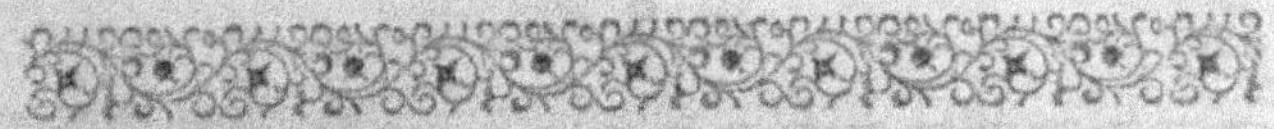

ABRÉGÉ

D'HIPPOLOGIE.

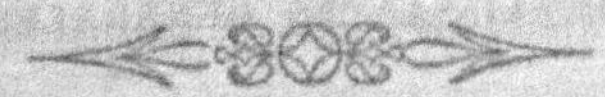

L'hippologie est la science qui s'occupe de de la connaissance du cheval et de tout ce qui peut contribuer à la conservation de sa santé.

Le cours d'hippologie se compose :

1° De quelques notions sur l'anatomie.

2° De la connaissance extérieure du cheval.

3° D'un cours d'hygiène.

4° D'un cours de ferrure.

5° Enfin d'un vocabulaire abrégé des principales maladies du cheval.

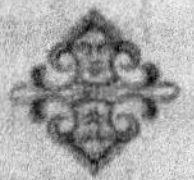

CHAPITRE PREMIER.

—

NOTIONS SUR L'ANATOMIE.

§ 1.er

CONNAISSANCES GÉNÉRALES.

Le corps du cheval est composé de substances solides et de substances fluides. Celles-ci sont contenues dans les premières.

Les substances solides sont :

Le *tissu cellulaire*, composé de lames courtes, minces, blanchâtres, contenant ordinairement la graisse. Il sert en général à réunir les fibres entre elles.

Les *vaisseaux*, tuyaux mous et chargés de transporter certaines liqueurs. Il y a trois sortes de vaisseaux : 1° les *artères*, vaisseaux assez épais, susceptibles de contraction, et qui contiennent un sang rouge-vermeil qui sert à la nutrition du corps et à la formation de certaines liqueurs; 2° les *veines*, formées d'un tissu plus mou, qui ne se contractent pas et qui contiennent un sang noirâtre ; 3° les *lymphatiques*, vaisseaux très minces, très fins, et chargés de transporter un fluide blanchâtre nommé lymphe.

Les *nerfs*, cordons blanchâtres qui prennent naissance dans le cerveau ou dans ses prolongements nommés *moelle allongée* et *moelle épinière*. Ils sont les organes de la sensibilité.

Les *membranes*, espèce de toiles flexibles et très minces, revêtant certains organes et en formant en grande partie d'autres. Elles ont généralement la forme de sacs plus ou moins étendus. Elles tapissent ordinairement les grandes cavités qui se trouvent dans le corps de l'animal, et entourent les articulations mobiles. Ces dernières membranes ont été nommées *membranes synoviales*. Elles fournissent une matière huileuse nommée *synovie*, destinée à favoriser le jeu de l'articulation.

Les *muscles*, organes des mouvements, formés de fibres rouges réunies par du tissu cellulaire. On les nomme vulgairement les chairs.

Les *os*, substances dures, blanches, ayant des formes variées, et donnant la forme et la consistance au corps.

Les *cartilages*, substances moins dures que les os, flexibles et transparentes. Ils se trouvent souvent à l'extrémité des os.

Les *ligaments*, parties blanches, serrées, servant ordinairement à réunir les os entre eux.

Les *tendons*, parties luisantes, blanches, ordinairement arrondies, servant d'implantation aux muscles.

Les *glandes*, organes chargés de préparer certaines liqueurs : tels sont le foie, qui prépare la bile, les testicules, qui préparent le sperme, etc.

La *peau* ou *derme*, qui enveloppe le corps. Elle est destinée à le mettre en rapport avec les corps extérieurs, à garantir les parties qu'elle recouvre, et à rejeter au dehors, par la transpiration, une partie du résidu de la nutrition. Elle est recouverte par une membrane ou pellicule très mince et insensible nommée *épiderme*.

Les principales substances fluides sont les suivantes :

Le *sang*, fluide plus ou moins rouge contenu dans les artères et dans les veines. Le *sang artériel* est plus rouge et plus chaud que le *sang veineux*, qui est d'un rouge foncé. Le premier sert à la nutrition et à la formation de certaines humeurs. Lorsqu'il a perdu ses parties nutritives, il devient sang veineux.

La *lymphe*, fluide aqueux, roussâtre, circulant dans les vaisseaux lymphatiques.

Les *larmes*, sécrétées par une glande placée dans l'orbite et nommée *glande lacrymale*.

La *salive*, sécrétée par les glandes salivaires qui sont situées près de la bouche.

La *bile*, fournie par le foie. Elle sert à la digestion.

L'*urine*, sécrétée par deux organes nommés *reins*, situés dans l'abdomen, sous les vertèbres lombaires, etc.

§ 2.me

FONCTIONS.

Les différents phénomènes par lesquels la vie se manifeste sont le résultat de l'action d'une ou de plusieurs parties du corps. On désigne sous le nom de *fonction* l'action d'un organe ou de la réunion de plusieurs organes. Il y a deux ordres de fonctions : les unes ont pour résultat la conservation de la vie de l'individu, et sont appelées *fonctions de nutrition* ; les autres servent à mettre l'animal en rapport avec tout ce qui l'entoure, et portent le nom de *fonctions de relation*. Les premières sont indispensables à la vie ; les autres ne sont, pour ainsi dire, qu'accessoires.

Dans les premières se trouvent :

La *circulation*, fonction au moyen de laquelle le sang, partant d'une portion du cœur, va, en parcourant les artères, dans les différentes parties du corps, et, après avoir subi certaines modifications, revient dans une autre portion du cœur.

La *respiration*, fonction au moyen de laquelle l'air entre et sort successivement des poumons. On nomme *inspiration* l'action par laquelle l'air entre dans les poumons, et *expiration* celle par laquelle il en sort. L'air qui se trouve en rapport, dans les poumons, avec le sang qui vient d'une portion du cœur, cède au sang des principes qui le rendent propre à la nutrition, et reçoit, en échange, des principes qui lui enlevaient cette propriété. D'après cela, le sang arrive veineux dans les poumons et en sort artériel.

La *digestion*, fonction au moyen de laquelle les aliments introduits dans le corps y subissent certaines préparations qui leur permettent l'assimilation avec le corps de l'animal. L'appareil principal de cette fonction commence à la bouche et finit à l'anus. Le long canal qui constitue cet appareil a reçu le nom de *tube digestif*. L'œsophage, l'*estomac* et les *intestins* forment le tube digestif.

L'*absorption*, fonction au moyen de laquelle

certaines substances qui viennent du dehors ou qui sont prises dans l'intérieur, sont pompées par des pores ou par des vaisseaux, et sont portées dans le torrent de la circulation.

Les fonctions de *relation* ont lieu au moyen des nerfs, des os et des muscles.

C'est dans ces fonctions que sont classées 1° les différents sens, tels que ceux de la *vue*, de l'*odorat*, de l'*ouïe*, etc., 2° les grands mouvements qui sont occasionés par le déplacement de quelques-uns des os qui forment le squelette, déplacement qui ne peut avoir lieu que par l'action de certains organes qui se fixent sur eux et les entraînent, en se raccourcissant. Ces organes moteurs, qu'on nomme *muscles*, sont très nombreux, et constituent près de la moitié de la masse totale du corps. Ce sont des substances charnues composées de fibres réunies entre elles par faisceaux.

Lorsqu'un muscle se contracte, il se gonfle, et ses fibres, qui étaient droites, se plissent en zigzag. Les muscles se fixent solidement aux os, quelquefois par des cordons nommés *tendons*, d'autrefois par des membranes de même nature nommées *aponévroses*.

Si un muscle est extenseur d'un membre, un autre muscle, qu'on nomme son *antagoniste*, en est le fléchisseur.

Ordinairement les muscles les plus gros sont les plus forts. Leur manière d'être attachés favorise plus ou moins leur action. Ceux qui sont le plus éloignés du corps des os, à l'extrémité desquels ils s'attachent, sont les plus favorisés dans cette action.

§ 3.me

DU SQUELETTE.

Le *squelette* est l'assemblage de tous les os du même animal dans leur position naturelle. Si les os sont réunis par leur ligament, le squelette est *naturel*; s'ils sont réunis par des liens étrangers au corps, tels que du fil de fer, du fil de laiton, etc., il est dit *artificiel*.

La réunion naturelle de deux ou plusieurs os constitue l'*articulation*.

Lorsque deux os peuvent jouer l'un sur l'autre, l'articulation est dite *mobile*. Les mouvements de ces articulations sont plus ou moins étendus. Si les os ne jouent pas l'un sur l'autre, l'articulation est dite *immobile*.

Le squelette comprend la *tête*, le *tronc* et les *extrémités*.

La *tête* est composée d'une réunion d'os ordinairement aplatis, qui forment 1° le *crâne*, boîte osseuse qui contient le cerveau ; et 2° les *mâchoires*, qui contribuent à former les cavités de la bouche et des narines. Il y a deux mâchoires, une supérieure et l'autre inférieure. Dans une portion des os du crâne et de la mâchoire supérieure, se trouvent deux cavités, une de chaque côté, nommées *orbites*, qui servent à loger les yeux. Sur les bords des os des mâchoires, sont implantées les dents.

Le *tronc* forme le centre du corps : c'est sur lui que la tête et les extrémités viennent s'attacher. Il comprend 1° les *vertèbres*, 2° les *côtes*, 3° le *sternum*, 4° le *sacrum* et 5° les *os du bassin*.

Les *vertèbres* sont de petits os courts, ayant peu de mouvements les uns sur les autres, placés au centre du corps dans toute sa longueur, et présentant dans leur centre un canal destiné à loger un prolongement du cerveau nommé *moelle épinière*. On les divise en vertèbres *cervicales*, en vertèbres *dorsales* et en vertèbres *coccygiennes*.

Les vertèbres *cervicales* sont au nombre de sept. Elles forment la base du cou.

Les vertèbres *dorsales*, qui viennent ensuite et qui sont au nombre de dix-huit, forment le dos.

Les vertèbres *lombaires* servent à former les reins. Elles sont au nombre de six.

Les vertèbres *coccygiennes* forment la base de la queue. Elles vont en décroissant jusqu'à la dernière. Leur nombre varie de seize à vingt. Le canal qui doit loger la moelle épinière est à peine apercevable dans les deux premières vertèbres coccygiennes. Il n'existe pas dans les autres. La moelle épinière ne s'étend pas jusqu'aux vertèbres coccygiennes.

Entre les vertèbres coccygiennes et les vertèbres lombaires se trouve un os de forme triangulaire, formé d'un certain nombre de vertèbres soudées, qui a reçu le nom de *sacrum*. Il forme la partie supérieure de la croupe.

Les *côtes* sont des os longs, au nombre de dix-huit de chaque côté. Elles s'articulent toutes, par leur partie supérieure, avec les vertèbres dorsales. Les neuf premières, de chaque côté, s'articulent inférieurement avec le *sternum* : on les nomme *vraies côtes* ou côtes *sternales*. Les neuf dernières de chaque côté chevauchent inférieurement les unes sur les autres, et ont reçu le nom de *fausses côtes* ou côtes *asternales*.

Le *sternum* est un os long, spongieux, en forme de carène antérieurement, se terminant par un cartilage arrondi. Il forme la partie anté-

rieure et inférieure de la poitrine. La partie inférieure des dix-huit premières vertèbres s'articule sur les faces latérales du sternum.

Les vertèbres dorsales, les côtes et le sternum
forment la plus grande partie des parois de la
cavité *toracique* ou la *poitrine*.

Les *os du bassin* sont généralement plats, et
sont au nombre de trois de chaque côté. Les
deux plus volumineux, qui sont placés antérieurement et supérieurement, ont reçu le nom
d'*ileum*. Ils forment la base de la hanche.

Les *extrémités* sont au nombre de quatre,
deux antérieures et deux postérieures. Les os qui
les forment de chaque côté sont, pour les extrémités antérieures, les suivants.

L'*omoplate* ou *scapulum*, os plat à peu près
triangulaire, se terminant supérieurement par
un cartilage et s'articulant inférieurement avec
l'humerus. Cet os, qui forme la base de l'épaule,
est placé sur les côtés, et se dirige de bas en
haut et de derrière en avant.

L'*humerus*, os long, arrondi, assez irrégu-
lier, se dirigeant de haut en bas et de devant en
arrière. Il s'articule inférieurement avec le cubitus. Il forme la base du bras.

Le *cubitus*, os long, arrondi, assez régulier,
placé à peu près perpendiculairement et s'articu-

lant inférieurement avec les os du genou. Il forme la base de l'avant-bras. A la partie postérieure et supérieure de cet os, se trouve une éminence osseuse considérable qui a reçu le nom d'apophise, *olécrane*, et qui sert de base au coude.

Les *os du genou*, petits os aplatis, placés sur deux rangs, au nombre de sept, dont un externe et postérieur, faisant saillie, est nommé os crochu.

Le *canon*, os long, arrondi, s'articulant supérieurement avec les os du genou et inférieurement avec l'os du paturon.

Le long des parties latérales et postérieures du canon, se trouvent deux os longs terminés par une petite tête et nommés *péronnés*.

Les *os sesamoïdes*, placés à la partie postérieure de l'articulation du canon et du paturon, sont des os lisses présentant des facettes. Ils ont pour usage d'éloigner le tendon qui glisse sur eux du centre du mouvement.

L'os *du paturon* est un os arrondi, épais, et moins long que celui du canon, avec lequel il s'articule supérieurement.

L'os *de la couronne* est assez semblable au précédent, mais moins long. Il s'articule avec l'os du paturon et l'os du pied.

L'os *naviculaire* ou *petit sesamoïde*, petit os à face lisse, placé sur la partie postérieure de l'articulation de l'os de la couronne et de l'os du pied.

L'os *du pied*, qui présente trois faces, une antérieure et supérieure, l'autre inférieure, et la troisième postérieure et supérieure. Celle-ci s'articule avec l'os de la couronne. Les deux autres sont rugueuses. L'os du pied a la forme que présente extérieurement le sabot.

Les os des extrémités postérieures sont les suivants :

Le *fémur*, os long s'articulant supérieurement avec les os du bassin, et inférieurement avec le tibia. Il se dirige de haut en bas et de derrière en avant. Il sert de base à la cuisse.

Le *tibia*, os long se dirigeant de haut en bas et de devant en arrière, et s'articulant inférieurement avec les os du jarret. Cet os forme la base de la jambe.

A la partie latérale externe de cet os, se trouve un petit os mince et allongé qui s'articule supérieurement d'une manière immobile avec lui, qui diminue insensiblement de volume en allant vers la pointe, et qui se prolonge jusque vers la la partie moyenne du tibia. Cet os est nommé *péronné*.

La *rotule*, os irrégulièrement carré, placé à la partie antérieure de l'articulation du fémur avec le tibia. Cet os, maintenu dans sa position par plusieurs ligaments, est placé sous le grasset.

Les *os du jarret*, au nombre de six, sont maintenus dans leur position par de forts ligaments. Il y en a quatre plats, un cinquième qui a la forme d'*une poulie* et placé à la face interne, et un sixième, postérieurement placé, est nommé *calcaneum*. Il forme la pointe du jarret.

Les autres os de l'extrémité sont, comme ceux de l'extrémité antérieure, le canon, le paturon, etc. Ils ne diffèrent de ceux-ci que parce qu'ils sont un peu plus longs.

CHAPITRE DEUXIÈME.

—

CONNAISSANCE EXTÉRIEURE

DU CHEVAL.

§ 1.er

ÉTUDE DES DIFFÉRENTES PARTIES DU CORPS.

L'étude extérieure du corps du cheval se divise, comme celle du squelette, en étude de la tête, du tronc et des extrémités.

La *tête* ne doit pas être trop volumineuse. Cet inconvénient est cependant moins grave pour le cheval de trait que pour le cheval de selle. Si elle est trop longue, elle est dite *tête de vieille*. Il faut qu'elle soit obliquement placée. Si elle est perpendiculaire, c'est-à-dire si la partie inférieure se rapproche trop de l'encolure, le cheval *s'encapuchonne*; si, au contraire, cette partie s'éloigne trop de l'encolure, l'animal *porte au vent*. Dans l'un et dans l'autre cas, le cheval est difficile à conduire. Le cheval qui *porte au vent* est plus propre aux allures rapides, parce que l'air entre plus facilement dans ses poumons.

Il faut que la tête soit bien *attachée*, c'est-à-dire que ses mouvements, sur l'encolure, soient libres.

La tête présente les parties suivantes:

Les *oreilles* ne doivent être ni trop longues ni trop courtes. Le cheval est *oreillard* lorsque les oreilles sont trop longues. Si elles se couchent par côté, elles sont dites *pendantes*. Si elles battent lorsque le cheval marche, on les nomme *oreilles de cochon*. Les *oreilles hardies* sont celles dont les pointes sont fermes et portées en avant lorsque le cheval est en mouvement. Elles annoncent un cheval doué d'un bon caractère. Les oreilles couchées en arrière annoncent que le cheval veut frapper du pied ou mordre. Lorsque, dans l'action, les oreilles sont portées successivement tantôt en avant tantôt en arrière, cela dénote que le cheval a quelque crainte. C'est quelquefois l'indice d'une mauvaise vue.

Le *front* doit être droit. S'il est enfoncé, le front est *camus*; s'il est bombé, le cheval a la tête *busquée* ou *moutonnée*.

Les *tempes* sont placées à la partie externe des yeux.

Les *salières* sont des enfoncements plus ou moins considérables placés au-dessus des yeux. Si elles sont creuses, elles indiquent quelquefois la vieillesse. De jeunes chevaux peuvent cependant avoir les salières creuses.

Les *sourcils* sont peu prononcés dans le cheval. Ils sont situés entre les salières et les yeux.

Les *yeux* comprennent les paupières et le globe. Si les premières sont épaisses, le cheval a la *vue grasse*. Les yeux, dans ce cas, sont exposés à des maladies. La membrane qui est à la face interne des paupières, et qu'on nomme *conjonctive*, doit être de couleur rosée. Sa grande rougeur indique un état inflammatoire de l'œil ou de tout le corps. Sa pâleur indique la faiblesse.

La portion du globe qui paraît en avant et qu'on nomme *cornée lucide*, vulgairement *la vitre*, doit être transparente. Une tache blanche sur cette partie a reçu le nom de *taie*. Plus elle est considérable et plus elle est placée vers le centre de la cornée lucide, plus la taie s'oppose à la vision. La portion noire qui est au milieu de la cornée lucide, et qui n'est autre chose qu'une ouverture placée dans l'intérieur du globe, a reçu le nom de *pupile*. Cette ouverture doit se rétrécir lorsque le cheval est exposé à une vive lumière; elle doit, au contraire, augmenter d'étendue lorsque le cheval est dans l'obscurité.

Le *chanfrein* s'étend antérieurement depuis le front jusqu'au bout du nez. Il a ordinairement la forme du front; c'est-à-dire qu'il est ou droit, ou bombé, ou creux, et qu'il rend, comme le front, la tête busquée ou camuse.

Les *joues* sont situées à la partie latérale de la tête, en arrière du chanfrein.

Les *naseaux*, première ouverture des voies de la respiration, doivent être larges. L'air doit passer librement et également dans les deux. Ils sont divisés vers leur orifice en deux parties inégales nommées *ailes du nez*. L'aile externe est plus étendue que l'aile interne. A la partie antérieure et interne des naseaux, se trouve un repli de la peau formant une espèce de sac, qui a reçu le nom de *fausse narine*. La membrane qui tapisse l'intérieur des naseaux doit être de couleur rose foncé. Si elle est plus rouge, c'est un indice de maladie inflammatoire, à moins que le cheval ne vienne d'être soumis à un exercice violent. La pâleur est un indice de faiblesse dans les tissus. Des ulcérations sur cette partie doivent presque toujours inspirer des craintes, parce qu'elles peuvent être des signes de morve. Dans l'état de santé, les naseaux présentent une humeur aqueuse, qui devient légèrement blanchâtre et écumeuse lorsque l'animal fait de l'exercice. S'il coule des naseaux une humeur blanchâtre qui tombe par flocons, et qui surtout ne s'attache pas aux ailes du nez, et si cette humeur coule par les deux narines à la fois, cela indique la gourme ou un catarrhe des voies de la respiration. Si, au contraire, il y a écoulement d'une humeur verdâtre, adhérant aux ailes du nez, formant souvent des espèces de croûtes, et surtout si cet écoulement commence par une seule narine, et le plus ordinairement par la narine gauche, l'animal est douteux de morve ou même morveux.

Si, l'animal étant en santé, la respiration

est bruyante et fait entendre une espèce de sifflement, ce qui a particulièrement lieu lorsque le cheval est soumis à un exercice violent, le cheval est *corneur*. Le *cornage* est une affection très grave.

Le *bout du nez* est situé à la partie inférieure du chanfrein, entre les naseaux.

La *bouche* présente plusieurs parties à considérer, telles que les *lèvres*, les *barres*, la *langue*, le *palais* et *les dents*.

Les *lèvres* sont l'une supérieure et l'autre inférieure. L'endroit où elles se réunissent se nomme *comissure*. Si les lèvres sont trop fendues, l'embouchure s'y noie pour ainsi dire, et l'on dit que le cheval *boit la bride*; si elles sont trop peu fendues, l'embouchure ne peut pas se loger convenablement et faire son appui sur les barres. Si les lèvres sont trop larges ou trop minces, elles se placent entre les barres et le mors, et empêchent l'action de celui-ci. On dit alors que le cheval *s'arme des lèvres*. Ainsi, pour que les lèvres soient bien proportionnées, il faut que l'embouchure placée dans la bouche ne paraisse pas; il faut qu'elles soient, en outre, exemptes de plaies et de callosités.

Les *barres* sont formées par l'espace compris entre les dents molaires et les crochets. Elles sont tranchantes dans la partie qui correspond aux molaires, et vont en s'arrondissant vers les crochets. C'est sur la partie mi-ronde que doit se faire l'appui du mors. Elles ne doivent être ni trop hautes, ni trop basses, ni trop tranchantes, ni trop rondes. Les barres hautes et tranchantes sont trop sensibles, les barres basses ou rondes ne le sont pas assez; il faut que la membrane n'en soit pas trop sensible et qu'elle ne présente pas de plaies ni de callosités.

La *langue* est logée dans l'intervalle des deux branches de l'os de la mâchoire inférieure nommé *canal*. Elle a une base et une pointe ou partie libre. Trop épaisse, elle empêche l'action du mors qui appuie trop sur elle; trop mince, elle rend cette action trop forte. On désigne sous le nom de *langue pendante* celle qui sort habituellement de la bouche. Si la langue sort et rentre successivement, elle est dite *serpentine*. Ces deux défauts sont désagréables à la vue et nuisibles à la santé, parce qu'il y a ordinairement perte de salive. La langue peut être coupée plus ou moins profondément par le mors du filet ou par une longe inprudemment mise dans la bouche. Cet accident arrive principalement lorsque le cheval, étant attaché et ayant le mors du filet ou une longe dans la bouche, se jette en arrière ; ce qu'on exprime en disant qu'il *tire au renard*. Sous la langue se trouvent des prolongements de la membrane sous forme de mamelons, qui ne sont autre chose que l'orifice des canaux qui conduisent la salive. Ces parties, qu'on nomme vulgairement *les barbillons*, existent dans tous les chevaux d'une manière plus ou moins prononcée. Les couper, comme on le conseille lorsque le cheval a des coliques ou ne veut pas boire, est une erreur qui ne peut qu'être nuisible à la santé de l'animal.

Le *canal* doit présenter un espace convenable pour que la langue s'y loge, sans qu'elle soit ni trop ni trop peu enfoncée.

Le *palais* présente des sillons transversaux. Dans le jeune âge, il est plus épais que dans la vieillesse. L'engorgement de cette partie a reçu le nom de *lampas*. Lorsque dans quelques circonstances le cheval ne mange pas, on dit qu'il a le lampas. Cette inapettence est rarement le résultat de cette affection : aussi il faut être très circonspect sur la saignée au palais, qui se fait dans le 5me ou 6me sillon. On doit surtout proscrire la cautérisation avec le fer rouge sur cette partie.

Les *dents* seront étudiées à l'article AGE.

La *barbe*, située au-dessus du menton, est la

partie sur laquelle la gourmette fait son appui. Elle doit être ni trop ni trop peu sensible. Par sa conformation, elle doit tenir un juste milieu entre la figure plate et la figure concave. Elle doit être exempte de plaies et de callosités.

L'*auge* est l'espace qui résulte, extérieurement, de l'écartement des deux branches de l'os de la mâchoire inférieure. Elle doit être nette, c'est-à-dire ne pas présenter de glandes. S'il existe des glandes vers le centre, si ces glandes sont douloureuses, et si le cheval jette par les deux naseaux, c'est un signe de gourme ou de catarrhe. Si l'on trouve une ou plusieurs glandes, ordinairement de la grosseur d'une noix, si cette glande ou ces glandes sont attachées à l'os, si elles ne sont pas douloureuses, si enfin le cheval présente un jetage verdâtre ayant lieu ordinairement du côté de la glande et adhérant aux ailes du nez, le cheval est douteux de morve ou morveux.

La *ganache* se trouve placée supérieurement à l'auge. Si cette partie est trop volumineuse, elle rend la tête pesante et mal placée.

Le *gosier* est à la partie supérieure de la ganache. Une trop grande sensibilité dans cette partie annonce une esquinancie.

Les *parotides* résultent de l'espace compris

entre la base des oreilles, le gosier, la ganache
et les joues. Elles ont deux travers de doigt de
largeur, et doivent présenter un léger enfoncement. C'est sous cette partie que se trouvent
placées les glandes parotides qui sont chargées
de sécréter de la salive. On conseille quelquefois,
dans le cas de coliques, de *battre les avives*.
Cette opération consiste à prendre les parotides
avec des tricoises et à les battre fortement avec un
morceau de bois. Il suffit de faire connaître
cette opération, qui, du reste, n'est presque plus
usitée, pour qu'on soit convaincu qu'elle est inutile, barbare et nuisible, puisqu'elle peut dé-
truire des organes utiles à la digestion.

L'*encolure* s'étend de la tête au garrot et au
poitrail. Trop courte, elle est épaisse et chargée;
trop longue, elle est faible. Cependant la première est moins défectueuse pour le cheval de
trait, et la dernière pour le cheval de selle, surtout dans ce dernier cas, si la tête n'est pas trop
volumineuse. L'encolure doit bien sortir du garrot.
Si elle est convexe supérieurement, elle est dite
rouée ou *encolure de cygne*; si elle est concave,
elle est dite *renversée* ou *de cerf*. Cette dernière
conformation dispose le cheval à porter au vent.
L'encolure droite est la plus convenable, surtout
pour le cheval de selle. Un enfoncement de l'en-

colure, à sa sortie du garrot, est nommé *coup de hache*. L'encolure qui tombe à droite ou à gauche est dite *penchante*. On nomme *taupe* une tumeur qui vient à la partie supérieure de l'encolure, vers la nuque. Tout le long de la partie latérale et inférieure de l'encolure, se trouve une gouttière correspondant à la veine jugulaire. Quelquefois, à la suite de la saignée, une tumeur se déclare sur cette partie. Cette tumeur a reçu le nom de *trombus*.

La *crinière* est épaisse et les crins en sont grossiers chez les chevaux communs. Les crins sont plus fins et plus rares chez les chevaux de race noble. La même observation peut s'appliquer au toupet. La gale qui vient à la partie supérieure de l'encolure, tout le long de la crinière, est nommée *roux vieux*.

Le *garrot* doit être tranchant et élevé. S'il est bas ou gras, le cheval est exposé à se blesser. Toute blessure au garrot est grave. On nomme *mal de garrot* une tumeur, avec ou sans plaie, qui se déclare sur cette partie.

Le *poitrail* doit être dans de bonnes proportions. Trop volumineux, il rend le cheval lourd dans ses allures. Ce défaut est beaucoup plus grave dans le cheval de selle que dans le cheval de trait. Lorsque le poitrail est trop étroit, les poumons ne se logent pas à l'aise dans la poitrine qui est trop serrée.

Le *dos* est situé entre le garrot et les reins. Lorsque le dos est droit et assez court, il est bien conformé. S'il est concave, le cheval est *ensellé*; s'il est convexe, il est dit de *mulet* ou *de carpe*. Le premier, qui annonce la faiblesse, procure des réactions plus douces, et expose le cheval à se blesser au garrot et sur les reins. Le deuxième, qui donne au cheval des réactions dures, est un signe de force. Il est très convenable pour le cheval de bât. Le dos trop long annonce la faiblesse; le dos trop court est un caractère de force. Dans ce cas, les réactions sont généralement plus dures.

Les *reins*, situés entre le dos et la croupe, doivent être assez courts. On peut leur appliquer ce qui vient d'être dit pour le dos. Il faut que les reins soient légèrement mobiles et qu'ils s'affaissent lorsqu'on les presse fortement avec l'index et le pouce. On dit que le cheval *se berce* lorsque, pendant l'action, les reins se portent à droite et à gauche. Ce défaut est généralement un signe de faiblesse ou de maladie de cette partie. Une tumeur inflammatoire sur les reins a reçu le nom de *mal de rognon*. Cette affection, qui est ordinairement très grave, est produite le plus souvent par une selle mal disposée.

La *croupe* doit être droite. Une gouttière qui se trouve quelquefois dans le milieu, gouttière qui vient des reins, constitue les *reins doubles*. La croupe est *coupée* lorsqu'elle n'a pas assez d'étendue de devant en arrière. Elle est *avalée* si elle tombe trop tôt, c'est-à-dire si elle est oblique. Elle est *tranchante* lorsqu'elle fait saillie supérieurement et tout le long de son étendue. On nomme encore cette croupe *croupe de mulet*.

Le *passage des sangles* est la partie inférieure de la poitrine où passent les sangles. Cette partie doit être exempte de plaies, de durillons, etc.

Les *ars* sont les points de jonction des extrémités avec la partie inférieure du poitrail. Si, par suite de l'exercice, il y a une érosion à la peau de cette partie, on dit que le cheval est *frayé aux ars*.

Les côtes, formant la plus grande partie des parois de la poitrine, doivent être longues et arrondies, pour que cette cavité ait beaucoup d'étendue. Si elles ne sont pas arrondies, on dit que le cheval a la *côte plate*. Si elles n'ont pas la longueur nécessaire, la *côte est courte*. Les chevaux à côte plate ainsi que ceux à côte courte ont les flancs *avalés*. Ils sont généralement ardents; mais ils se nourrissent mal et sont impropres à un travail long et pénible. Des tumeurs dures qui viennent sur les côtes, par suite du frottement violent d'une selle mal ajustée, ont reçu le nom de *cors* ou *durillons*.

Le *ventre* ou *abdomen*, situé à la partie inférieure des côtes, contient les principaux viscères de la digestion, etc. Il doit être arrondi. Si la partie inférieure s'élève du côté des côtes, le cheval est dit *manquer de corps, étroit des boyaux*. Cette conformation accompagne généralement les côtes plates ou les côtes courtes, et a les inconvénients que nous avons signalés. Si le ventre est trop volumineux, il est dit *ventre de vache*. Il annonce un cheval gros mangeur, mais souvent paresseux. Une tumeur molle, plus ou moins considérable, sans douleur, et qui conserve la pression du doigt, a reçu le nom d'*œdème*. Cette enflure, placée ordinairement à la partie inférieure du ventre, n'est pas dangereuse si le cheval, d'ailleurs, n'a pas d'autre maladie.

Les *flancs* doivent être pleins et à l'égal du ventre et des côtes. Des flancs creux sont nommés *flancs retroussés* ou *coupés*, ou *avalés*. Dans ce cas, le cheval n'est pas propre à un grand travail. Les mouvements des flancs, qui s'élèvent dans l'inspiration et qui s'abaissent dans l'expiration, doivent être égaux, ni trop ni trop peu précipités. Lorsque le cheval est en repos, des

*

mouvements précipités dénotent une maladie. Si pendant l'inspiration il y a une grande élévation des flancs, et si pendant l'expiration l'abaissement est suspendu par un temps d'arrêt pour continuer ensuite, le cheval est *poussif*. Le temps d'arrêt a reçu le nom de *soubresaut*. Quelquefois, mais rarement, le soubresaut se manifeste dans l'inspiration. Le cheval, dans ce cas, est encore poussif.

Les *hanches* ont pour base principale un des os du bassin. Si cet os, nommé *Ileum*, qui forme la pointe de la hanche, est trop prononcé, le cheval est dit *cornu*. Cette défectuosité nuit seulement à la beauté du cheval. Si les hanches sont inégales, c'est-à-dire si l'une est plus élevée que l'autre, l'animal est dit *épointé*. Ce vice de conformation peut nuire au service.

Le *fourreau* est un repli de la peau qui loge une partie du membre du mâle. Il doit être volumineux sans excès.

Les *testicules* sont renfermés dans une partie de la peau, qui est mince et dénudée de poils. Cette partie de la peau a reçu le nom de *scrotum*. Il faut que les testicules et le scrotum soient sains et points douloureux. Une descente d'une portion de l'intestin dans le scrotum constitue une *hernie*, affection toujours grave.

Les *mamelles*, dans la femelle, doivent être saines et peu apparentes, à moins qu'elle ne soit nourrice ou qu'elle vienne de l'être.

La *vulve* est, dans la jument, l'ouverture extérieure des organes de la génération.

L'*anus* est l'ouverture extérieure de l'extrémité du tube digestif.

Le *périné* est l'espace situé, dans l'un et dans l'autre sexe, entre les organes de la génération et l'anus.

La *queue* doit être bien *attachée*, c'est-à-dire aussi haut que possible. Plus les crins sont grossiers et épais, moins le cheval a de la race. Une queue molle indique peu de vigueur dans le cheval. Ordinairement plus on éprouve de résistance en la levant, plus le cheval doit être vigoureux. La queue en partie dénudée de crins a reçu le nom de *queue de rat*.

Il y a deux extrémités antérieures et deux postérieures. L'extrémité gauche est nommée *extrémité montoir*, l'extrémité droite *extrémité hors montoir*. Deux extrémités du même côté se désignent par *bipède latéral*, droit ou gauche, selon le côté où les extrémités se trouvent. On désigne sous le nom de *bipède diagonal* deux extrémités dont une antérieure d'un côté et une postérieure du côté opposé, en indiquant après le mot diagonal le côté où se trouve l'extrémité antérieure. Ainsi une extrémité antérieure droite et une extrémité postérieure gauche sont désignées par bipède diagonal droit, etc.

Les extrémités présentent les parties suivantes:

L'*épaule* a pour base l'omoplate. Elle est dirigée de haut en bas et de derrière en avant. Elle doit être plate, et les mouvements doivent en être libres. Trop volumineuse, elle rend le cheval lourd. Cet inconvénient est plus grave chez le cheval de selle que chez le cheval de trait. Les épaules sont *froides* lorsqu'elles manquent de mouvements et qu'elles sont douloureuses. Elles sont *chevillées* lorsqu'elles sont nouées et comme attachées l'une à l'autre par une cheville. Quelquefois, à la suite de coups violents ou de chutes, l'épaule se dessèche. On nomme *écart* une distension des muscles ou des ligaments de l'épaule. On dit que le cheval *fauche* lorsqu'il décrit un arc de cercle avec l'extrémité. Toutes ces défectuosités que nous venons de signaler s'opposent à un bon service.

Le *bras* a pour base l'humérus. Sa direction est opposée à celle de l'épaule, avec laquelle il est souvent confondu. Il doit être musculeux et libre dans ses mouvements comme l'épaule. L'écart peut aussi provenir du bras.

L'*avant-bras* doit avoir une longueur convenable. S'il est trop court, le cheval, dans la marche, relève trop le reste de l'extrémité. On dit alors qu'il *trousse*. L'avant-bras doit être nerveux. Si les avant-bras sont trop rapprochés, le cheval est *serré du devant*. Il est exposé, dans ce cas, à blesser ses boulets: ce qu'on désigne en disant qu'il *s'entretaille*.

Le *coude*, situé à la partie postérieure et supérieure de l'avant-bras, doit être, par sa position, vis-à-vis le grasset. Trop en dedans, le coude est contre les côtes: c'est le défaut du cheval *panard*. Le coude trop en dehors se rencontre chez le cheval *cagneux*. A la pointe du coude, se trouve quelquefois une tumeur indolente nommée *éponge*. Elle est due à la pression du fer sur cette partie chez le cheval qui se *couche en vache*, c'est-à-dire chez celui qui, étant couché, place son pied sous le coude de manière à le faire appuyer sur l'éponge du fer.

La *chataigne* est cette production de corne située à la face interne de l'avant-bras. Elle est volumineuse et molle chez le cheval commun.

Le *genou* doit être plat. Des tumeurs osseuses sur cette partie ont reçu le nom d'*osselets*. Cette affection peut avoir des suites dangereuses. Si le genou se trouve en arrière des parties qui l'avoisinent, il est dit *effacé*. S'il est porté en avant, le cheval est ou *brassicourt*, si cette conformation est naturelle, ou *arqué* si elle est le résultat de l'usure. Si les poils manquent dans cette partie, le cheval est *couronné*. Ce signe indique que le cheval est tombé. Des crevasses au pli du genou ont reçu le nom de *malandres*.

Le *canon* doit être proportionné avec le reste de l'extrémité. On nomme *suros* une tumeur osseuse qui vient sur le canon. S'il n'y a qu'un suros, il est *simple*; s'il y en a deux qui se correspondent et qui sont placés l'un en dedans et l'autre en dehors du canon, les suros sont *chevillés*. On nomme *fusées* deux ou plusieurs suros contigus et placés les uns au-dessus des autres. Les suros simples sont les moins graves; les suros chevillés le sont davantage; les fusées sont les suros les plus dangereux. La gravité des suros dépend principalement de leur position. Plus ils se rapprochent du tendon ou des articulations, plus ils sont nuisibles, parce qu'ils gênent et arrêtent quelquefois le mouvement de ces parties. Leur gravité est encore en rapport avec leur volume.

Le *tendon* doit être fort, éloigné du canon, peu sensible et sec. Le tendon trop mince est dit *failli*. Un coup sur cette partie détermine un engorgement ou une plaie qui a reçu le nom de *nerf-ferrure*. L'engorgement du tendon est toujours dangereux.

Le *boulet* correspond à l'articulation du canon et du paturon. Il doit être deux ou trois doigts en arrière de la couronne. S'il avance autant que cette partie, le cheval est *droit sur ses membres*. Si le boulet est sur une ligne perpendiculaire à la pince, le cheval est *bouté* ou *bouleté*. Dans le premier cas, le cheval commence à être ruiné sur ses membres, dans le deuxième il l'est tout à fait. Une tumeur molle située vers la partie latérale et postérieure du boulet a reçu le nom de *molette*. Elle est le résultat d'un relâchement de la membrane synoviale. Elle est *simple* s'il n'y en a qu'une, *chevillée* s'il y en a deux, dont une de chaque côté ; enfin elle est *soufflée* quand la molette s'étend au-dessus de la partie postérieure du boulet, de manière à intéresser la gaîne du tendon. La molette simple est peu dangereuse, la molette chevillée l'est davantage, la molette soufflée l'est toujours. Lorsque le boulet est engorgé et sans douleur, il est dit *cerclé*. C'est un signe d'usure. Le cheval *s'entretaille* ou *se coupe* lorsqu'il blesse le boulet avec le fer du pied opposé. C'est ordinairement un signe de faiblesse ou de défaut dans les aplombs.

Le *paturon* trop court rend le cheval *court jointé*. S'il est trop long, le cheval est *long jointé*. Le cheval court jointé devient facilement droit sur ses membres. Ses réactions sont ordinairement dures. Chez le cheval long jointé, les réactions sont plus douces, mais les extrémités sont faibles. Le paturon est fréquemment sujet aux crevasses. On désigne par *eaux aux jambes* une ulcération de la peau du paturon et des parties qui l'avoisinent, avec suintement d'une humeur acre et fétide. Si cette affection est circonscrite, si elle s'étend sur la couronne qu'elle entoure, si les poils sont hérissés, elle a reçu le nom de *peignes*. Des bourgeons charnus, de mauvaise nature, qui viennent dans le paturon et dans les parties circonvoisines, ont reçu le nom de *fics* ou *poireaux*. Les fics sont presque toujours compliqués d'eaux aux jambes. Les eaux aux jambes sont difficiles à guérir. Les peignes et les poireaux sont plus rebelles. Le bouquet de crins qui se trouve à la partie postérieure du paturon a reçu le nom de *fanon*, et la production cornée située dans cette partie celui d'*ergot*.

La *couronne* doit, par sa conformation, accompagner la rondeur du sabot, sans le déborder. Une tumeur osseuse, ordinairement située à la partie antérieure de la couronne, a reçu le nom de *forme*.

Cette tumeur, toujours dangereuse, finit par souder l'articulation de la couronne avec le paturon, et par rendre le cheval boiteux pour le reste de sa vie. Lorsque la couronne a reçu un coup, soit du fer de l'extrémité postérieure, pour les pieds de devant, soit du fer d'un autre cheval pour les pieds de derrière, il en résulte une contusion, ordinairement accompagnée de plaie, qui a reçu le nom d'*atteinte*. L'atteinte peut arriver, mais plus rarement, à la partie postérieure du paturon. Dans tous les cas, elle a souvent des suites très fâcheuses.

Le *pied* ou plus convenablement le *sabot* est la boîte de corne qui termine l'extrémité. Il présente trois parties qui sont la *muraille* ou *paroi*, la *sole* et la *fourchette*. La muraille est toute la partie qu'on aperçoit lorsque le pied est par terre; la sole forme la plus grande partie de la face inférieure du sabot; la fourchette se trouve logée dans la sole. Elle a la forme d'un V dont la pointe est en avant et dont les deux branches se dirigent vers les talons. La muraille est formée de fibres longitudinales fortement unies entre elles; la sole, de plaques superposées; et la fourchette, de fibres plus molles que celles de la muraille.

La partie antérieure de la paroi a reçu le nom

de *pince*; les *mamelles* viennent ensuite; les *quartiers* sont les parties latérales; enfin les *talons* sont à la partie postérieure. Une partie de la paroi, qui rentre dans la sole, vers les talons, a reçu le nom d'*arc-boutant*. Il y en a un vers chaque talon.

La paroi présente deux bords : l'un supérieur, correspondant à la couronne et taillé en biseau intérieurement; l'autre inférieur, correspondant au sol. Elle offre deux faces : l'une externe, qui doit être lisse; l'autre interne, divisée par une grande quantité de feuillets perpendiculaires qui s'engremnent avec des feuillets de chair intérieurement situés.

La sole est formée de plaques superposées. Elle s'unit avec la sole de chair au moyen de petites éminences très déliées qui entrent dans cette sole, tandis que la sole de corne reçoit des éminences de la sole de chair. La sole doit être légèrement creuse.

La fourchette ne fait pour ainsi dire que se superposer sur une partie charnue peu sensible, qui a reçu le nom de *coussinet plantaire* ou *corps pyramidal*. Elle se prolonge au-dessus des talons, se contourne, et forme un prolongement semblable à une bande qui enveloppe extérieurement tout le bord supérieur de la paroi ou biseau.

Ce prolongement sert à empêcher le dessèchement de cette partie de la paroi.

Les pieds antérieurs, différents des pieds postérieurs en ce que les premiers sont plus ronds, ont la paroi en pince plus oblique et les talons plus bas. Dans les pieds postérieurs, la pince est plus perpendiculaire, les quartiers sont moins arrondis, les talons plus hauts, et la sole est plus creuse. Dans les uns et dans les autres, le quartier interne est plus faible, plus perpendiculaire et plus bas que le quartier externe, qui est en outre plus arrondi.

Le sabot, par sa conformation, doit se trouver en rapport avec le reste de l'extrémité et le poids du corps. S'il est *trop petit*, la base de sustentation est trop étroite. Ce défaut est souvent le résultat d'une mauvaise ferrure et annonce que le pied a souffert et souffre encore. S'il est *trop grand*, les allures sont lourdes et le cheval est sujet à broncher. Si le sabot est *trop sec*, il comprime les parties molles; s'il est *trop gras*, il peut être douloureux et la corne peut se détériorer. Dans ce cas, la ferrure n'est pas ordinairement solide.

La paroi doit être lisse et unie. Le *pied cerclé* est celui qui présente sur la paroi des enfoncements transversaux de la largeur d'un doigt. Cette difformité, qui rend le pied douloureux, est souvent une suite de la fourbure. Le *pied encastelé* est celui qui a les quartiers serrés. Lorsque c'est seulement les talons qui le sont, le cheval a *les talons serrés*. Le pied est *plat* lorsque la sole est au niveau du bord inférieur de la paroi. Si la sole déborde cette partie, le pied est *comble*. La sole qui doit être légèrement creuse, l'est quelquefois trop. Les talons sont, dans ce cas, ordinairement hauts. Le pied est dit alors *creux*. Quelquefois les talons sont *bas*. Lorsque la corne est trop mince ou trop molle, en talons, les talons sont dits *faibles*. Si la paroi n'a pas l'épaisseur convenable, le pied est *faible*. Le pied est *dérobé* lorsque quelques parties de la paroi se sont détachées. Les pieds mous, mais le plus ordinairement les pieds secs, sont les plus exposés à être dérobés. Le pied déferré est facilement dérobé.

Une séparation de la sole et de la paroi, dans la partie antérieure, a reçu le nom de *croissant*. On nomme *ognon* une élévation circonscrite qui se manifeste sur la sole. Elle est produite par une tumeur osseuse qui vient à la face inférieure de l'os du pied, et qui pousse la corne en dehors. Des clous répandus sur le sol peuvent pénétrer plus ou moins profondément dans la sole ou dans la fourchette. Le cheval a alors pris *un clou de rue*. Le cheval a le pied *serré* lorsque la lame du clou se rapproche trop des parties vives; il est *encloué* si ces parties ont été pénétrées par la lame.

La fourchette peut être *trop grasse* ou *trop maigre*. La première se rencontre chez les chevaux communs ou à tempérament mou; la deuxième est plus ordinaire chez les chevaux fins. Elle est souvent le résultat d'une mauvaise ferrure. La fourchette maigre a l'inconvénient de permettre aux talons de se resserrer. Si la fourchette présente un léger suintement, elle est *échauffée*. Si on y remarque de la suppuration et si elle se détache par lambeaux, elle est dite *pourrie*. On nomme *crapaud* une ulcération de la fourchette accompagnée de l'écoulement d'une humeur fétide qui décompose cette partie et change totalement son organisation. Cette maladie est très grave et très difficile à guérir.

Le pied est *rampin* lorsque la pince est trop perpendiculaire. Dans le pied *bot*, le boulet est sur la même ligne que la pince. Le piep *panard* a la pince tournée en dehors, le pied *cagneux* l'a tournée en dedans.

On nomme *seime* une fente perpendiculaire de la paroi. Plus la seime est profonde, plus elle est dangereuse. Elle est plus fréquente en pince dans les pieds postérieurs. Les pieds rampins y sont prédisposés. Dans les pieds antérieurs, le quartier interne y est plus sujet que le quartier externe. Les *bleimes* sont le résultat d'une meurtrissure au talon vers les arcs-boutants. Elles sont plus fréquentes du côté interne que du côté externe. La bleime est sèche s'il n'existe pas de suppuration; elle est suppurée si la suppuration existe. Le *javart cartilagineux*, qui a pour cause ordinaire une atteinte, consiste dans la carie d'un cartilage qui se trouve aux parties latérales du pied, vers la face latérale et postérieure de cette partie. Cette affection est très grave. *L'avalure* est la régénération apparente et accidentelle d'une nouvelle corne de la muraille. Elle commence ordinairement au biseau et descend insensiblement vers les parties inférieures jusqu'à ce qu'elle ait disparu, par suite de l'accroissement de la corne.

Dans les extrémités portées postérieures, nous trouvons les parties suivantes.

La *cuisse* a pour base le fémur. Elle doit accompagner la rondeur de la hanche et de la croupe. Une forte distension des muscles et des ligaments de cette partie, distension qui fait boiter le cheval, a reçu le nom d'*effort de la cuisse*.

La *jambe* est la première partie qui se détache du corps. Elle a pour base le tibia. Son volume doit être en rapport avec celui de la cuisse. Les muscles qui sont placés en avant doivent être prononcés. La jambe longue favorise le cheval pour la course.

Le *grasset* se trouve à la partie antérieure et supérieure de la jambe. Il a pour base la rotule. Une distension dans les ligaments du grasset ou un déplacement de la rotule sont toujours des accidents très graves.

Le *jarret* est formé par les os qui portent ce nom. L'étude de cette partie de l'extrémité est très importante. Le jarret doit être large et plat. Si dans la marche le jarret se balance, il est *mou*. Si, lorsque le cheval chemine, le jarret se porte en dehors, c'est un signe de faiblesse. Il faut donc que le jarret aille droit. Si les jarrets sont trop rapprochés l'un de l'autre, le cheval est nommé *jarreté*, ou *crochu*, ou *clos du derrière*. Si le pli est trop considérable et que le canon se trouve trop en avant, les jarrets sont dits *coudés*. Les jarrets sont *droits* lorsqu'ils présentent le défaut opposé. Les jarrets doivent être *évidés*. Des jarrets *charnus* ou *gras* sont mal conformés. On nomme *solandres* des crevasses qui viennent à la partie antérieure du jarret nommée le *pli du jarret*. Les *vessigons* sont des tumeurs molles qui viennent sur la face du jarret : ils sont de la nature des molettes. Le vessigon est *simple* lorsqu'il n'y en a qu'un ; lorsqu'il y en a deux , les vessigons sont *chevillés*. Il y en a , dans ce cas, un de chaque côté. La *varice* est une dilatation qui vient à la partie antérieure et interne du jarret. Le *capelet* ou *passe-campane* est une tumeur molle qui vient à la pointe du jarret , sur le calcaneum. Les vessigons, les varices et les capelets sont ordinairement le résultat d'efforts violents. Le capelet peut cependant être occasioné par des coups ou des heurts. Un mouvement spasmodique et brusque dans le jarret a reçu le nom d'*éparvin sec*. On dit, pour exprimer l'action de l'extrémité, que le cheval *harpe*. Cette affection, qui disparaît quelquefois lorsque le cheval a marché pendant quelque temps, n'est grave qu'en ce qu'elle retarde les allures. Le jarret est sujet à des *crampes*, qui l'empêchent d'agir. L'exercice les fait disparaître. L'*eparvin calleux* est une tumeur osseuse qui vient à la face interne inférieure du jarret, vers le canon. L'*eparvin de bœuf* est une tumeur mi-dure qui tient toute la face interne du jarret et qui quelquefois l'entoure complètement. La *courbe* est une tumeur osseuse qui vient à la face interne et supérieure du jarret vers le tibia. Le *jardon* ou *jarde* est une tumeur osseuse ayant son siége sur la face externe du jarret, vers le calcaneum. Quelquefois cette tumeur s'étend sur la face postérieure. Elle est alors dangereuse, parce qu'elle fait ordinairement boiter le cheval.

Toutes les tumeurs osseuses du jarret sont très graves, parce qu'elles font presque toujours boiter l'animal. Les tumeurs molles sont moins graves.

Le reste de l'extrémité postérieure présente les mêmes parties que nous avons vues en parlant de l'extrémité antérieure ; seulement ces parties sont un peu plus longues que dans l'extrémité antérieure. Les pieds ont les talons plus hauts et sont plus ovales. Les crevasses, les eaux aux jambes et les fics sont plus fréquents aux extrémités postérieures qu'aux extrémités antérieures, à cause de leur séjour plus prolongé dans l'humidité.

§ 2.me

DE L'AGE.

On connaît l'âge du cheval aux dents.

Les dents sont situées sur les bords des os des mâchoires, et placées dans des cavités nommées *alvéoles.*

On nomme *incisives* les dents situées sur le bord inférieur et antérieur des mâchoires. Il y en a six à chaque mâchoire. Les *crochets*, qui sont au nombre de quatre, sont placés immédiatement en dessus, et sont séparés des incisives par un espace nommé *interdentaire*. Les juments n'ont pas de crochets. Cependant quelques-unes en présentent de très petits à peine apercevables. On nomme ces juments *brehaignes*. Les *molaires* sont situées à la partie supérieure de la bouche ; elles servent à broyer les aliments. Elles sont au nombre de vingt-quatre, douze à chaque mâchoire, dont six de chaque côté.

C'est aux incisives qu'on reconnaît l'âge du cheval. Les crochets peuvent cependant guider dans certains cas. Les faibles renseignements fournis par les molaires sont négligés.

Les deux premières incisives de chaque molaire ont reçu le nom de *pinces*; les deux suivantes, celui de *mitoyennes*, et les deux dernières, celui de *coins*. Celles-ci sont les plus rapprochées des crochets.

Il y a des dents qui tombent à un certain âge; les autres ne tombent jamais, à moins d'accident. Les dents incisives qui tombent, ou *caduques*, nommées encore *dents de lait*, diffèrent des *persistantes*, ou *de cheval*, en ce qu'elles sont

plus petites, plus unies, plus blanches, et qu'elles présentent un rétrécissement vers la partie
qui touche à la gensive. Les dents de cheval sont
plus grandes, plus jaunes, et présentent antérieurement des sillons longitudinaux.

Chaque dent incisive présente une *table*, qui
est la partie qui correspond à la dent opposée ;
une *partie libre*, qui paraît lorsqu'on relève les
lèvres, et une *partie enchassée*, nommée *racine*,
qui se dirige dans l'alvéole de devant en arrière.
Dans la table, se trouve une *cavité* en forme de
cornet, ovale de droite à gauche, ayant pour
paroi la substance la plus dure de la dent, et
faisant saillie sur la table de la dent. Cette cavité
contient dans son intérieur une matière noirâtre
adhérant à la substance de la dent. Cette matière
est nommée *germe de fève*. La cavité est plus
profonde dans les mitoyennes que dans les autres
dents, et dans les dents de la mâchoire supérieure
que dans celles de la mâchoire inférieure.

Les crochets n'ont point de table. Lorsqu'ils
sont frais, ils se terminent en pointe aplatie de
droite à gauche, et ont une canelure à la face interne.

Chaque incisive va, en diminuant de diamètre,
depuis la table jusqu'à l'extrémité de la racine.
En partant de la table, la dent est d'abord aplatie

de devant en arrière; elle devient ensuite ovale, puis arrondie, plus bas triangulaire, enfin aplatie de droite à gauche. Cette structure de la dent est importante à connaître, parce qu'elle sert à indiquer l'âge à une certaine époque. En effet, les dents s'usant continuellement, il doit résulter de cette usure une variation dans la forme de la table de la dent, qui doit avoir successivement les formes suivantes : aplatie de devant en arrière, ovale, arrondie, triangulaire, et enfin aplatie de droite à gauche.

Toutes les dents sortent insensiblement de leurs alvéoles avec l'âge. Les dents de lait, qui ont une racine très courte, finissent par tomber, ce qui n'a pas lieu pour les dents de cheval qui ont une racine très longue.

La chute des dents et leur usure, ayant lieu d'une manière assez régulière, ont servi à établir les règles pour la connaissance de l'âge.

Les poulains naissent ordinairement au printemps. C'est de cette époque que date leur âge.

Il peut y avoir une différence de quelques mois dans la chute et dans l'usure des dents. Cette différence tient à la nourriture plus ou moins dure, qui use plus ou moins vite les dents, au plus ou moins de précocité du cheval, etc.

A dix mois, le poulain a toutes ses dents.

A trois ans, les pinces, dents de lait, tombent; à quatre ans, ce sont les mitoyennes; et à cinq ans, les coins. Au fur et à mesure que les dents de lait tombent, elles sont remplacées par des dents d'adulte.

Tant que l'animal a des dents de lait, il est dit *poulain*; lorsqu'il n'en existe plus, il est dit *cheval*.

Ainsi, à l'âge de cinq ans, le cheval n'a plus de dents de lait. Depuis cinq ans jusqu'à huit, on reconnaît l'âge à la disparition de la cavité qu'on aperçoit sur la table de la dent. La dent s'usant tous les jours, la cavité, ayant un fond, doit finir par disparaître. Lorsque la cavité d'une dent a disparu, on dit que la dent est *rasée*. Lorsque les cavités de toutes les dents ont disparu, on dit que le cheval a *rasé*.

A six ans, les pinces sont rasées; à sept ans, les mitoyennes; et à huit ans, les coins.

Passé huit ans, on avait cru qu'on pourrait reconnaître l'âge à la disparition des cavités des dents de la mâchoire supérieure, mais ce moyen est tellement incertain qu'on a dû y renoncer. On a recours alors à la forme que prend la table de la dent. Comme il est inutile d'entrer dans des détails minutieux, nous nous contenterons de présenter le tableau suivant qui, à un ou deux ans près, peut servir de guide pour la connaissance de l'âge.

Forme ovale :
{ pinces de 8 à 9 ans.
mitoyennes de 9 à 10 ans.
coins de 10 à 11 ans.

Forme arrondie :
{ pinces de 9 à 10 ans.
mitoyennes de 10 à 11 ans.
coins de 12 à 13 ans.

Forme triangulaire :
{ pinces de 14 à 15 ans.
mitoyennes de 15 à 16 ans.
coins de 17 à 18 ans.

Forme aplatie de droite à gauche :
{ pinces de 19 à 20 ans.
mitoyennes de 20 à 21 ans.
coins de 21 à 22 ans.

Passé cette époque, les dents sont sorties presque jusqu'à l'extrémité de leurs racines; l'os maxillaire s'allonge, devient étroit, et prend, ainsi que la dent, une direction horizontale.

Les crochets peuvent, jusqu'à un certain point, aider pour la connaissance de l'âge; ils ne sont cependant qu'auxiliaires pour cela.

Ils sortent ordinairement dans la quatrième année. Mais leur sortie ne peut avoir lieu que dans la cinquième, et quelquefois dans la sixième. La pointe s'arrondit par l'usure, et les cannelures qui sont placées à la face interne finissent par disparaître. Ainsi, plus la pointe sera arrondie, plus le cheval sera âgé. Il faut cependant toujours avoir les incisives pour guide principal.

Il y des chevaux chez lesquels la cavité de la dent persiste toujours : ces chevaux sont nommés *bégus*.

Cette particularité tient ou à ce que la dent, étant trop dure, s'use difficilement, ou à ce que les tables des dents qui devraient se correspondre, ne le faisant pas, cette table ne peut pas s'user, ou bien à ce que la cavité étant trop profonde, elle doit persister plus longtemps.

On reconnaît le cheval bégu à la grande longueur de la dent, lorsque la dent n'a pas pu s'user par défaut de l'application de sa table sur la table de la dent opposée, ou à la forme de sa table, qui est ovale, arrondie, etc., lorsque la dent a été usée. Dans l'un et dans l'autre cas, la dent prend ordinairement une direction horizontale.

Quelquefois les maquignons, pour cacher l'âge d'un vieux cheval, cherchent à imiter la cavité de la dent. Le cheval est dit alors *contremarqué*. Cette fraude se reconnaît aux signes suivants.

La cavité est ordinairement mal imitée et n'est pas allongée de droite à gauche ; une partie dure de la dent nommée l'émail, formant cette cavité et faisant une légère saillie sur la table, n'existe pas ; enfin, comme pour faire disparaître la longueur, si la dent est longue, il faut limer une partie de la dent. Celle-ci n'est pas aplatie de devant en arrière comme chez le jeune cheval, et, de plus, la dent a une direction plus ou moins horizontale.

§ 3.ᵐᵉ

DES PROPORTIONS.

Pour que le cheval soit bien conformé, il faut que toutes les parties présentent entre elles de justes rapports. Ce sont ces rapports des diverses parties entre elles qui constituent les *proportions*.

Bourgelat, savant hippiatre, a pris la *tête* pour étalon de la mesure, la longueur se trouvant entre deux lignes parallèles dont l'une toucherait la nuque et l'autre le bout de la lèvre supérieure. La tête a été divisée ensuite en trois parties égales nommées *primes*, chaque prime en trois parties égales nommées *points*, etc.

Nous prévenons, cependant, qu'on ne doit pas, dans tous les cas, considérer les proportions comme indispensables aux bonnes qualités du cheval. Une foule de circonstances peuvent faire éprouver des modifications aux règles que nous allons indiquer: telles sont le tempérament du cheval, sa vigueur, etc.

Deux têtes et demie égalent :

La hauteur du corps du sommet du garrot à terre;

La longueur de ce corps prise de la pointe du bras à la pointe de la fesse inclusivement.

Une tête entière donne :

La longueur de l'encolure du sommet du garrot à la partie postérieure de la nuque;

La hauteur des épaules du sommet du coude au sommet du garrot;

L'épaisseur du corps du milieu du ventre au milieu du dos;

Sa largeur d'un côté à l'autre, etc.

Nous croyons ne devoir pas pousser plus loin cette partie de l'extérieur, de laquelle, d'ailleurs, nous ne voulions donner qu'une idée.

§ 4.me

DES APLOMBS.

Les *aplombs* sont les justes directions des membres lorsque le cheval est en repos. La justesse dans les aplombs favorise le support de l'animal, la solidité et la facilité pour son transport.

*

C'est au moyen de lignes tirées des différentes parties du corps que les aplombs sont établis.

Ainsi, pour le cheval vu de profil, une ligne verticale, tirée de la sommité du garrot à terre, passera sur la pointe du coude.

Une ligne verticale, prise du tiers postérieur de la sommité de l'avant-bras au sol, partagera également la largeur du canon, le boulet compris, jusqu'au paturon.

Si le milieu du genou se trouve en arrière de cette ligne, le *genou est effacé*; s'il se trouve en avant, le cheval est ou *brassicourt* si la conformation est naturelle, ou *arqué* si cette disposition est le résultat de l'usure. Le cheval brassicourt a l'extrémité saine; le cheval arqué a l'extrémité usée. Cette usure présente principalement des traces sur le tendon et sur l'articulation du boulet.

Une ligne verticale qui partirait de la pointe de l'épaule, c'est-à-dire du point où l'omoplate s'articule avec l'humérus, répondra directement à l'extrémité de la pince.

Si la pince se trouve en avant de cette ligne, le cheval est *campé de devant* : il fait son appui sur les talons, et a les tendons fatigués.

Si la pince se trouve en arrière de cette ligne, le cheval est *sous lui de devant*. Dans ce cas, il est exposé à s'abattre.

Une ligne verticale abaissée sur terre depuis le grasset doit répondre à la pince des pieds postérieurs.

Si la pince se trouve en avant de cette ligne, le cheval est *sous lui de derrière*. Dans ce cas, il sera faible et aura les allures embarrassées.

Si la pince se trouve en arrière de cette ligne, le cheval est *campé de derrière*. Dans ce cas, les allures sont retardées.

Chez le cheval vu de face, l'avant-bras rentrant insensiblement depuis le bras jusqu'au genou :

Une ligne verticale qui tomberait d'un peu au-dessus du genou à terre doit diviser le reste du membre en deux parties égales.

Si la pince est en dehors de cette ligne, le cheval est *panard*. Dans ce cas, il est exposé à *s'entretailler* avec les éponges du fer.

Si la pince est en dedans, le cheval est *cagneux*. Généralement, ce cheval a les allures lourdes, et se coupe avec les mamelles internes du fer.

Pour les membres postérieurs vus de face :

Une ligne abaissée de la pointe de la fesse à terre doit partager le membre dans toute son étendue.

Si le membre est porté en dehors, le cheval est *ouvert du derrière*. Dans ce cas, le cheval ordinairement trotte vite, mais est peu propre à la course.

Si le membre est porté en dedans, le cheval est *serré du derrière*. Ce cheval est peu solide et peu propre aux allures précipitées.

Si la pince est en dehors de cette ligne, le cheval est *panard du derrière*, inconvénient moins grave que dans les extrémités antérieures.

Si le jarret seul est en dedans, le cheval est *clos* ou *crochu*. Ce défaut est plus grave chez les grands chevaux que chez les petits.

Si les jarrets sont en dehors, ils sont *trop ouverts*. Souvent, dans ce cas, les pieds sont trop rapprochés, ce qui fait que le cheval se coupe en se croisant.

§ 5.me

DES ALLURES.

Les *allures naturelles*, qui sont les seules dont nous nous occuperons, sont le *pas*, le *trot*, le *galop* et le *galop de course*.

Dans le *pas* on reconnaît le *lever*, qui est l'instant où l'extrémité se détache de terre, et le *poser*, qui est celui où elle regagne le sol.

Dans cette allure, il y a quatre temps. Dès qu'une extrémité de devant fait entendre sa foulée en se posant, l'extrémité de derrière, du côté opposé, doit immédiatement après faire entendre la sienne. L'autre extrémité de devant effectue ensuite sa battue, et celle-ci est suivie de la battue de l'autre extrémité de derrière.

Dans le *trot*, il y a deux temps seulement ; la percussion a lieu simultanément par chaque bipède diagonal. Ainsi, c'est l'extrémité antérieure gauche et l'extrémité postérieure droite qui font leur appui en même temps. Dans un moment très rapide il est vrai, avant cette foulée, la diagonale opposée se détache du sol, de manière que celle-ci n'attend pas pour le quitter que la première diagonale ait fait son appui. Ainsi, pendant cet instant très court, toute la machine est en l'air.

Le *galop* est produit par l'enlevé de l'avant-main sur l'arrière-main du cheval. Cette allure se fait en trois temps. Elle sera d'autant plus grande que les extrémités postérieures seront plus fléchies et plus portées en avant. Selon que le cheval *galope à droite* ou *à gauche*, les bipèdes latéraux seront plus avancés à droite ou à gauche. Ainsi, si le cheval galope à droite, la jambe gauche de derrière effectuera la première battue; la jambe droite de derrière et la jambe gauche de devant la seconde; et la jambe droite de devant, la troisième. Par conséquent, dans le galop à droite, le bipède latéral droit sera porté plus en avant que le bipède latéral gauche. Pour le lever, les extrémités agiront dans un sens opposé. Ainsi, ce sera la jambe droite de devant qui se lèvera, ensuite la jambe gauche de devant et la droite de derrière, enfin la jambe gauche de derrière. Il est à remarquer que, lorsque celle-ci aura quitté le sol, toute la machine sera en l'air pendant un temps très court, il est vrai. Cette allure est pénible, surtout pour l'extrémité qui quitte le sol la dernière, qui se trouve être la première ensuite à faire son appui. Elle est donc obligée de jeter toute la machine en avant et d'en supporter ensuite seule tout le poids.

Le *galop de course* ou la course n'a que deux temps ou deux battues. Les extrémités agissent simultanément par bipèdes antérieurs et par bipèdes postérieurs, de manière à ne produire chacun qu'une battue. Dans cette allure, le bipède antérieur touche le sol en un seul temps et se relève de même, avant que celui de derrière se pose. Cette allure est la plus précipitée de toutes celles du cheval.

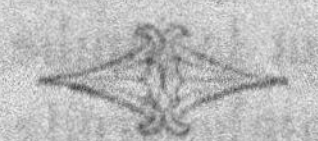

§ 6.me

DES ROBES ET DES PARTICULARITÉS.

On désigne par *robe* la couleur des poils. On peut cependant dire un cheval a *tel poil* ou est sous *tel poil*.

L'étude des robes présente cinq divisions principales.

1re Division. *Une couleur, tête, corps, crins et jambes compris.*

2me Division. *Une couleur, jambes noires.*

3me Division. *Deux couleurs.*

4me Division. *Trois couleurs, jambes pareilles.*

5me Division. *Robes mélangées.*

Dans la première division se trouvent le noir, le blanc et l'alezan.

Si le *noir* a une teinte claire, il est nommé *mal teint;* s'il a une teinte foncée, il est nommé *franc* ou encore *jayet.* Dans ce dernier cas, il est plus luisant.

Si le *blanc* est franc, il est nommé *mat* ou *de lait ;* s'il a une teinte jaunâtre ou grisâtre, il est dit *sale;* s'il a une teinte bleuâtre, il est nommé *porcelaine.*

L'*alezan* présente une couleur roussâtre approchant de la canelle. Si la teinte est jaunâtre, l'alezan est *clair*, *café au lait* ou *soupe de lait*. Ces trois dénominations peuvent servir à indiquer que la teinte est plus ou moins foncée. Ainsi l'alezan clair est plus foncé que le café au lait, et celui-ci l'est davantage que la soupe de lait. Si l'alezan a une teinte rougeâtre, il est nommé *alezan cerise*, et dit *doré* si la couleur est un peu métallique. Si la teinte est brunâtre, il est désigné sous le nom de *foncé*. Enfin l'alezan est *brûlé* lorsque la teinte est noirâtre.

Dans la deuxième division se trouvent le *bai*, l'*isabelle* et le *souris*.

Le *bai* est une couleur rougeâtre à peu près semblable à l'alezan, mais avec les extrémités noires. Si la teinte est jaunâtre, il est dit *clair*; si elle est rougeâtre, il est dit *cerise* ou *sanguin*; s'il est de la couleur de la châtaigne, il est dit *marron* ou *châtain*; s'il est plus foncé, il est dit *foncé*. On le nomme *brun* lorsqu'il a une teinte noirâtre. Le cheval bai brun a ordinairement les flancs, le bout du nez et les fesses d'un roux prononcé. Le cheval qui offre cette particularité est dit *marqué de feu*.

L'*isabelle* est une couleur qui se rapproche de celle du nankin. Cette robe est assez semblable à l'alezan clair; mais ordinairement elle a les extrémités noires et une raie noire sur le dos et sur la croupe. Cette raie est nommée *raie de mulet*. L'isabelle a souvent aussi les extrémités noires par bandes transversales, comme celles du zèbre. Si la teinte de cette robe est jaunâtre, l'isabelle est *foncé*; si elle est blanchâtre, il est *clair*.

Le *souris* ressemble à la couleur du poil de cet animal. Il est *clair* ou *foncé*, selon que la pointe du poil est claire ou foncée. Si le souris ainsi que l'isabelle n'ont pas la raie de mulet, on indique cette absence dans le signalement. Il en serait de même si les extrémités et les crins n'étaient pas noirs.

Dans la troisième division se trouvent le *gris*, l'*aubère* et le *louvet*.

Le *gris* est un mélange de poils noirs et blancs, et varie d'après la quantité du noir ou du blanc et d'après la nuance particulière de ces poils. Avec l'âge, les poils blancs dominent. Lorsqu'il y a plus de poils blancs que de poils noirs, le gris est *clair*. S'il y a plus de noirs que de blancs, il est *foncé*. Si la peau est noirâtre, elle réfléchit à travers les poils une teinte bleuâtre; le gris est *ardoisé*. Avec l'âge, le poil blanc dominant, cette robe finit par devenir *blanc porcelaine*. Lorsque le blanc est terne et le noir mal teint, la robe est roussâtre, et le gris est dit *sale*. Le gris *sanguin* offre des poils rougeâtres mélangés aux poils gris. Si les poils rougeâtres sont mélangés par petits bouquets, le gris est *tourdille*, par analogie avec le plumage de la grive, nommée encore tour. Le gris *étourneau* est foncé, et offre sur certaines parties du corps des mélanges de poils blancs sur du noir, par petits bouquets. Le noir et le blanc, dans ce cas, sont toujours francs.

L'aubère est un mélange de poils blancs et alezans. Si le blanc domine, l'aubère est *clair*. Il est dit *foncé*, si les poils alezans dominent.

Le *louvet* est un mélange de poils noirs et de poils alezans, soit dans un même poil, soit dans des poils différents. Les extrémités sont pareilles à la robe. Dans le cas contraire, on l'indiquera. Le louvet est *clair* lorsqu'il est jaunâtre; il est *foncé* lorsqu'il est noirâtre.

Dans la 4ᵐᵉ division se trouve le *rouan*.

Le *rouan* est composé du mélange du blanc, du noir et de l'alezan ou du bai. Si le blanc domine, le rouan est *clair*; si c'est le noir qui domine, le rouan est *foncé*; enfin si c'est l'alezan ou le bai, le rouan est *vineux*. La teinte alors est rougeâtre.

Dans la 5ᵐᵉ division se trouve le *pie*.

Le *pie* résulte de portions plus ou moins grandes de robes diverses, dont le fond est généralement blanc. Cette robe imite le plumage de la pie. Ainsi, sur du blanc se trouveront des portions des robes foncées précédemment décrites. Il y a donc des pies blanc et noir, blanc et alezan, etc. On fera bien de désigner la première la couleur qui domine.

Il est des particularités qui peuvent se trouver sur toutes les parties du corps; telles sont les suivantes : pour les poils blancs, l'*argenté*, qui est luisant; pour les poils alezan, le *doré*, qui est jaunâtre; le *cuivré*, qui est rougeâtre, et le *bronzé*, qui est brunâtre.

Le *miroité* indique un reflet brillant de places rondes de la largeur d'une pièce de cinq francs; disparaissant ordinairement lorsque le cheval a son poil d'hiver. Ce reflet est ou plus brun ou plus clair que la robe. Il se rencontre le plus souvent chez les chevaux bais. Le *jayet* est un reflet brillant du noir.

Le *pommelé* est formé de taches rondes à peu près grandes comme celles du miroité, répandues ou sur certaines parties ou sur tout le corps.

Ces taches sont blanches ou noires, et parsemées à distances assez égales. Le pommelé, qui vient sur les robes mélangées, est plus commun

sur les robes grises. Dans le cas où les pomme-
lures sont plus foncées que la robe, ce qui est
rare, on doit l'indiquer.

Le *moucheté* résulte de petites taches noires
qui ressemblent à des mouchetures. Quelquefois,
mais très rarement, les taches sont blanches.
Dans ce cas, on signale la couleur de la mouche-
ture. Cependant on peut rapporter aux mouchetures blanches les *mille fleurs* ou *fleurs de pêcher*
qui viennent sur l'aubère, mouchetures qui sont
en plus ou moins grand nombre, et qui imitent
l'effet de la fleur du pêcher. Si les mouchetures
sont petites et produites par des poils alezan sanguin, le cheval est *truité*.

Le cheval *zébré* a des raies transversales noirâtres. Le cheval est *tigré* lorsque ces taches sont
de larges mouchetures.

La robe est *marbrée*, si ces taches ou ces raies
sont irrégulières. Si les taches sont noirâtres,
étendues, irrégulières, semblables enfin à la trace
laissée par le frottement d'un tison éteint, le
cheval est *tisonné*.

Si autour d'une tache blanche les poils blancs
sont mélangés avec ceux d'une autre couleur, ordinairement foncée, la tache est dite *bordée*.

Le cheval est *marqué de feu* lorsque au nez,
autour des yeux, au poitrail, aux ars, etc., on

rencontre une nuance d'un rouge plus ou moins vif. Si le nez et les lèvres sont marqués de feu, le cheval a le nez de *renard*.

La robe est *lavée* lorsqu'elle présente sur tout le corps, ou certaines parties, une couleur pâle, qui provient de l'extrémité des poils.

Des poils blancs qui ne seraient pas en assez grand nombre pour faire une robe mélangée, constituent le *rubican*. Le cheval est *légèrement* ou *fortement* rubican selon la quantité des poils blancs. Il est rubican *sur tout le corps*, ou sur telle ou telle partie, lorsque les poils se trouvent sur tout le corps ou sur une partie qu'on a soin de désigner.

Des poils blancs qui viennent sur les paupières, sur les tempes, etc., rendent le cheval *marguerité*. Il faut cependant que ces poils blancs soient produits par la vieillesse.

Le cheval est *zain*, s'il y a absence de marques blanches naturelles.

Les *épis* résultent d'une direction irrégulière des poils. Les épis qui viennent au front, au poitrail, au coude et aux flancs, ne sont pas indiqués parce qu'ils existent sur presque tous les chevaux.

Le *ladre* indique une couleur blanchâtre de la peau, ordinairement sans poils. Cette marque vient généralement près des ouvertures naturelles, telles que la bouche, les narines, l'anus et la vulve.

Le *cap de maure* indique la couleur noire de toute la tête. Les chevaux gris, rouan et louvet présentent le plus ordinairement cette particularité.

La *pelote* ou *étoile* est une marque blanche, à peu près ronde, placée au milieu du front. Si cette marque imite une raie ou une bande, elle est nommée *lisse* ou *liste*. On indique la forme et l'étendue de la lisse, si elle s'éloigne de la forme ordinaire ou si elle s'étend un peu trop. Ainsi une lisse peut être *triangulaire*, *s'étendre sur le chanfrein jusqu'au bout des lèvres, être interrompue*, etc. Dans ce dernier cas, elle ne se continue pas, mais elle recommence plus bas. Il faut indiquer l'endroit où elle est interrompue. La lisse peut dévier à *droite* ou à *gauche*, ce qu'il faut avoir soin de désigner.

Lorsqu'il y a une marque blanche qui s'étend du front jusqu'au bout du nez, et qui occupe toute la largeur du chanfrein, le cheval est *belle face*. Si elle se termine en *pointe* ou en *dentelure*, cette disposition est indiquée. Si la bande est interrompue, on en fait mention, comme pour la lisse.

Le cheval *boit dans son blanc* lorsque la lèvre

supérieure est blanche; et *fortement dans son blanc*, lorsque les deux lèvres le sont.

Les *moustaches* sont des touffes de poils qui viennent à la lèvre supérieure.

Lorsque l'œil présente une couleur blanchâtre ou marbrée naturelle, il est *vairon*.

La *raie de mulet* est une bande noire de quelques centimètres de largeur, qui s'étend du garrot à la queue. S'il y en a une seconde qui tombe du garrot sur les épaules, ce sont des *raies de mulet croisées*.

Si les crins de la crinière et de la queue sont blancs et que la robe soit foncée, on désigne cette particularité par les mots *poils de vache*, mais plus convenablement par ceux *de crins blancs*. Cette particularité ne se rencontre guère que chez les chevaux alezans.

Les *balzanes* sont des grandes taches blanches placées à la partie inférieure des extrémités et qui en font le tour. S'il y en a quatre, on dit *quatre balzanes*; s'il y en a trois, on dit *trois balzanes*, une *antérieure* ou *une postérieure*, selon qu'il n'y en a qu'une devant ou derrière. On désigne le côté où se trouve la balzane unique. Ainsi un cheval qui aurait trois balzanes, dont deux postérieures et une antérieure à gauche, serait signalé par *trois balzanes*, une *anté-*

rieure gauche : s'il y a deux balzanes, on indique leur manière d'être placées. Ainsi, deux *balzanes antérieures* pour les deux extrémités de devant, deux *balzanes postérieures* pour celle de derrière; *balzanes latérales droites* ou *gauches*, selon qu'elles sont à droite ou à gauche; *balzanes diagonales*, si elles sont au bipède diagonal. On indiquera le côté seulement de la balzane antérieure Ainsi, s'il y a une balzane droite antérieure et une postérieure gauche, on dira *balzane diagonale droite*. S'il n'y a qu'une balzane, on désigne l'extrémité où elle se trouve.

La balzane est *incomplète* lorsqu'elle ne fait pas le tour entier de la couronne. Il y a *principe de balzane* quand la marque blanche est peu étendue en hauteur. Lorsque le principe de balzane est incomplet, il y a *trace de balzane.* Si la balzane occupe la couronne et le paturon seulement, on dit *petite balzane;* il y a *balzane* si elle va au dessus. Si elle s'étend jusqu'au genou ou jusqu'au jarret, elle est appelée *chaussée,* et *haut chaussée* ou *très haut chaussée* selon qu'elle monte plus ou moins sur l'avant-bras ou sur les jambes.

Il y a des balzanes *bordées, mouchetées, truitées;* la balzane est *herminée* si elle présente des taches noires semblables aux taches noires parsemées sur la fourrure nommée hermine.

Selon leur forme, il y en a d'*irrégulières*, *en pointe*, de *dentelées*, etc.

Le *coup de lance* est une dépression circonscrite des muscles qu'on remarque ordinairement à l'encolure, à l'épaule ou à la fesse.

Il est quelquefois utile d'indiquer les traces laissées par certaines opérations, celles du feu, les oreilles fendues et les cicatrices de certaines places.

§ 7.me

DES SIGNALEMENTS.

Le signalement est pour ainsi dire le portrait qu'on fait du cheval. C'est donc une description qui permet de la distinguer de toute autre. Plus cette description sera exacte, plus le signalement sera complet.

Les signalements sont distingués en *simples* ou *de reconnaissance*, servant à constater l'identité du même individu, et en *composés*, qu'on pourrait encore nommer d'*appréciation*, parce qu'ils font connaître en outre les qualités, les défauts, la race, le service auquel est propre le cheval, etc.

4

Le signalement *simple*, pour être bien fait, doit être court, précis et clair.

Dans la confection du signalement, on commence d'abord par le *sexe*; ensuite vient *l'âge*, puis la *taille*; *la robe* vient après, et on termine par les *particularités*, en parlant d'abord de celles de la tête, puis de celles des membres, et en terminant par les particularités autres que celles-là.

Il y a quelques observations à faire relativement à la taille et à la robe.

La taille est prise de la partie supérieure du garrot à terre, contre les talons. L'instrument dont on se sert, pour cela, se nomme *potence*. La *chaîne* dont on fait usage quelquefois ne donne qu'une mesure inexacte, parce que, suivant le contour de l'épaule, celle-ci peut augmenter ou diminuer la mesure, selon qu'elle est plus ou moins charnue et arrondie.

La robe peut présenter des nuances différentes, selon que le cheval a le poil d'été ou le poil d'hiver, selon qu'il est en santé ou malade, jeune ou vieux, maigre ou gras, qu'il est placé de telle ou telle manière relativement à la lumière, etc.

Les marques qui ne varient pas sont les marques particulières. Il est donc important de mettre toute la perfection possible dans leur désignation.

Voici un modèle de signalement simple.

« Cheval, 5 ans, $1^m 515^{mm}$, bai clair, ars lavés, lisse en tête interrompue sur le chanfrein, trois balzanes une postérieure gauche dentelée, tache charbonnée sur la cuisse gauche, traces de feu au boulet antérieur droit. »

On joindra au signalement simple, pour le signalement *composé* ou *d'appréciation*, la conformation belle ou défectueuse, la race, le service auquel le cheval est propre, enfin tout ce qu'il peut offrir de particulier sous quelque rapport qu'on le considère.

§ 8.me

DES TICS.

On donne le nom de *tics* à certains mouvements contre nature dont quelques chevaux contractent l'habitude.

Dans le *tic d'appui*, qui est le plus commun, le cheval contourne l'encolure en arc, rapproche le menton du poitrail, appuie fortement les dents incisives supérieures sur la mangeoire, sur les corps durs qui sont à sa portée ou sur la longe du licol, et fait entendre une espèce de rot.

Cette mauvaise habitude nuit ordinairement à la santé du cheval. D'une part, il y a souvent perte de salive, liqueur éminemment propre à la digestion; et de l'autre, le cheval ne mange pas toujours sa ration, puisqu'il s'amuse à tiquer au lieu de manger.

Ce défaut se reconnait à l'usure plus ou moins prononcée des incisives supérieures, usure peu apparente lorsque le cheval tique depuis peu, mais qui finit par être bien apercevable avec le temps. Le cheval qui tique est ordinairement maigre.

Dans le *tic en l'air*, le cheval porte le nez en haut sans rien saisir. Il a l'air de bâiller, et exécute avec la mâchoire des mouvements irréguliers. Ce tic offre presque les mêmes inconvénients que le précédent.

Dans le *tic de l'ours*, le cheval se balance continuellement, soit qu'il piétine, soit qu'il ne bouge pas de place. Ce tic est plus fréquent chez les chevaux de troupe que chez les autres. Ils le contractent en mangeant l'avoine et en voulant empêcher leurs voisins de s'approcher d'eux. Ce tic n'est pas nuisible à la santé du cheval : il est seulement disgracieux.

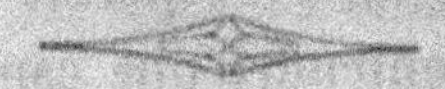

§ 9.me

DES QUALITÉS QUE DOIT AVOIR LE CHEVAL DE GUERRE.

Le cheval de guerre doit avoir toutes les qualités qui distinguent le bon cheval. Il doit être âgé de cinq ans, au moins. Cependant un âge plus avancé est plus convenable. La taille ne doit être ni trop élevée ni trop petite. Si le trop grand cheval est rarement agile et léger, il y a du désavantage à combattre sur un cheval trop petit, qui, en outre, est écrasé par le poids du harnachement et du cavalier. Il faut que les épaules soient libres, les mouvements souples; que les reins et les jarrets surtout soient forts et libres dans leurs mouvements; que le pied, principalement, soit bon; que la tête soit bien placée, et qu'elle obéisse facilement aux mouvements que lui imprime le mors; que la bouche ne soit pas trop sensible, parce que le cavalier ne peut pas être toujours maître des mouvements qu'il imprime au mors. Ce cheval s'arrêtera facilement, quelles que soient les allures; il tournera librement à droite et à gauche; il aura du courage, de la patience, restera immobile à sa place, ne craindra ni le feu, ni l'eau, ni le bruit des armes, ni les objets qui peuvent frapper sa vue; il ne sera vicieux ni envers le cavalier ni envers les autres chevaux; il sera sobre et d'une nourriture facile.

Le cheval d'artillerie doit réunir aux qualités du cheval de selle celles du cheval de trait. Le meilleur, pour cette arme, serait le cheval dit *à deux fins*, puisqu'il est obligé de porter, de tirer et de galoper. Il faut, par conséquent, éviter qu'il ne soit pas trop lourd. Les épaules doivent être suffisamment larges pour l'appui du collier, sans être cependant trop charnues.

Il faut autant que possible accoupler ces chevaux par âge, par taille, par force et par allures, et, si cela est possible, par robes.

Le cheval du train peut être plus lourd que le cheval d'artillerie et moins sensible aux aides.

Le cheval de bât peut être plus commun. La qualité essentielle, chez lui, c'est la force dans les reins et dans les jarrets. Il se rapprochera autant que possible, pour la conformation du dos et des reins, de celle du mulet, qui les a légèrement convexes.

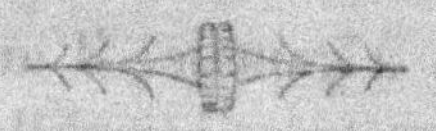

CHAPITRE TROISIÈME.

—

HYGIÈNE.

On nomme hygiène la science qui s'occupe de la conservation de la santé des chevaux. La définition seule de cette science prouve son importance.

Tout ce qui entoure le cheval, les substances qui servent à sa nourriture, les soins qu'on lui donne, les harnais qu'on lui met, etc., sont autant du points qui doivent être du ressort de l'hygiène.

§ 1er

DE L'AIR ATMOSPHÉRIQUE.

Le cheval se trouve plongé dans un fluide nommé air atmosphérique. L'air est composé de deux gaz nommés *azote* et *oxigène*, dans la proportion, sur cent parties, de soixante-onze parties d'azote et de vint-neuf d'oxigène. On y trouve encore un millième de *gaz acide carbonique*.

L'air contient encore une certaine quantité d'eau en dissolution.

Il faut qu'il ait une certaine densité. S'il est rarifié par la chaleur ou par l'excès d'humidité, il peut être nuisible.

L'air ne doit pas être trop chaud; l'air trop chaud, excitant la transpiration, affaiblit le cheval et lui est plus nuisible que l'air froid. Sa température la plus favorable est de dix à dix-huit degrés. L'air qui se rapproche de la température de zéro n'est nuisible que dans le cas où le cheval passerait subitement d'une température chaude à cette température froide.

L'air trop sec dessèche la peau; l'air trop humide la dilate et la relâche. L'air sec et froid n'est pas nuisible, à moins que la température ne soit trop basse. L'air sec et chaud peut être nuisible. L'air humide et chaud affaiblit le cheval; l'air humide et froid dispose à une foule de maladies, principalement à celle des voies de la respiration.

Les brusques changements, dans la constitution de l'atmosphère sont toujours nuisibles. Il faut, autant que possible, y soustraire les chevaux. Il faut, par conséquent, éviter d'exposer au froid et aux courants d'air les chevaux en sueur ou qui sont en repos.

Si l'air contient d'autres gaz que ceux que nous avons indiqués plus haut, il est plus ou moins délétère. Les deux gaz délétères qui se trouvent le plus ordinairement dans les écuries sont le gaz *acide carbonique* et le *gaz ammoniaque*. Le premier est produit, en grande partie, par la respiration. Etant plus pesant que l'air, il se porte vers les points les plus bas. Le gaz ammoniaque est produit par la décomposition des substances animales, les excréments par exemple. Il se dégage principalement lorsqu'on lève la litière ou qu'on balaie les écuries. On s'aperçoit de sa présence à son odeur et à une irritation qu'il détermine dans la gorge, dans le nez et dans les yeux. Ce gaz occasione souvent l'inflammation de ces parties. Ces deux gaz sont impropres à la respiration.

On voit, d'après cela, combien il est important de soustraire les chevaux à leur action. On y parvient en sortant les chevaux des écuries et en aérant celles-ci. L'aération des écuries est donc de première nécessité pour la conservation de la pureté de l'air. Elle doit se faire lorsque les chevaux sont sortis de l'écurie, et, dans le cas où les chevaux y seraient encore, lorsqu'on n'a pas à craindre des courants d'air.

*

§ 2.me

DES SAISONS.

Les saisons ont une influence marquée sur la santé des chevaux et les prédisposent à certaines maladies.

Pendant le *printemps*, toutes les fonctions ont plus d'activité. Les chevaux sont prédisposés aux maladies inflammatoires. Un régime rafraîchissant est convenable pour les prévenir.

Pendant l'*été*, l'économie animale est affaiblie. Si l'été est chaud et sec, il faut alterner les aliments excitants, tels que l'avoine, avec des substances rafraîchissantes, le barbotage, par exemple. S'il est chaud et humide, on ne donnera que des toniques.

En *automne*, il y a souvent des vicissitudes dans la constitution atmosphérique. Le cheval est exposé aux catarrhes, aux maladies du tube digestif, etc. L'alimentation sera indiquée selon la constitution de l'atmosphère.

Pendant l'*hiver*, on a à craindre les maladies de poitrine, les catarrhes, etc., surtout lorsque cette saison est humide. Les chevaux doivent être tenus chaudement, et surtout ne pas être exposés à des courants d'air. L'alimentation, pendant cette saison, sera excitante. L'hiver froid et sec convient à la santé des chevaux, si, bien entendu, on évite les passages subits du chaud au froid. Les crevasses sont communes pendant cette saison. On les évitera en tenant les extrémités sèches et très propres.

§ 3.ᵐᵉ

DES ÉCURIES.

L'exposition la plus convenable d'une écurie est celle de l'est. Les vents du sud et du nord, qui sont ou trop chauds ou trop froids, peuvent être nuisibles; le vent d'ouest est souvent chargé d'humidité.

Le sol doit être sec et élevé au-dessus du sol extérieur de quelques centimètres, pour le facile écoulement des urines. Le pavé doit en être uni et ne pas présenter de trous, qui permettent le séjour des urines et des excréments. Le cheval, en outre, recherchant ces trous pour y placer la pince des pieds postérieurs afin de soulager les tendons, finit par devenir pinçard. Cet inconvénient n'aura pas lieu lorsqu'on aura mis à exécution les sages mesures indiquées par la circulaire ministérielle du 28 septembre 1840, qui prescrit de remplir les joints des pavés d'une matière imperméable et adhérente, telle que le mortier hydraulique, le ciment de Pouilly, etc.

La pente sera de 2 à 3 centimètres au plus par mètre.

La largeur sera, pour une écurie à un seul rang, de six mètres dans œuvre ; et pour une écurie à deux rangs, de 12 mètres, si les chevaux sont placés tête à tête ; et de 10 mètres 40 centimètres, lorsque les chevaux seront croupe à croupe.

La hauteur sera de 5 mètres.

Il y aura autant d'ouvertures que possible. Celles des croisées seront élevées du sol autant que le local le permettra, de manière à ce qu'elles ne permettent pas à la lumière de frapper les yeux des chevaux, et à ce que l'air chaud, qui est toujours supérieurement placé, sorte facilement : mais de manière cependant à ce que les fenêtres puissent s'ouvrir et se fermer sans difficulté. Les portes seront larges, afin que deux chevaux puissent sortir sans se blesser. Des ouvertures seront pratiquées inférieurement pour qu'on puisse faire sortir la litière, favoriser la sortie du gaz acide carbonique, qui gagne toujours les parties inférieures, et surtout pour que le pavé puisse plus facilement sécher.

Des ventouses supérieures seront fort utiles.

L'espacement des chevaux doit être, au moins, de 1ᵐ 40ᶜ. L'espacement de 1ᵐ 45ᶜ est le plus convenable.

En résumé, il faut qu'il y ait assez d'espace pour que chaque cheval ait, au moins, une capacité cubique de 20 mètres.

Les mangeoires seront en bois, en pierre dure ou en fonte. Ces deux dernières matières sont préférables. L'arête supérieure de la mangeoire sera de 1ᵐ 10ᶜ de hauteur au-dessus du sol. Les mangeoires auront 20ᶜ de profondeur; leur largeur sera de 30ᶜ en haut et de 24 au fond.

Les fuseaux de râtelier seront de 50 centimètres de hauteur au-dessus du plan supérieur des mangeoires. Ils doivent être distants l'un de l'autre de 7 à 10 centimètres (3 à 4 pouces).

Les chevaux seront barrés, et les barres garnies de paille dans la partie qui correspond aux extrémités postérieures, etc.

On peut, au reste, consulter, pour de plus amples renseignements, l'excellente instruction ministérielle du 28 septembre 1840.

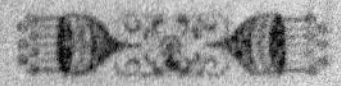

§ 4.ᵐᵉ

DES ALIMENTS.

Les *aliments* sont des substances qui, introduites dans le corps, servent à le nourrir, c'est-à-dire à réparer ses pertes, et même, pendant les premières années, à lui faire prendre de l'accroissement.

Les aliments sont ou *solides* ou *liquides*. Les premiers sont verts ou secs; dans les seconds se trouve l'eau.

Les aliments secs ordinaires sont le *foin*, la *paille*, l'*avoine*, le *son* et la *farine*. On peut dans certains cas faire manger des racines, des graines autres que l'avoine, etc.

Le *foin* est l'herbe des prairies fauchée et desséchée. Si les prairies ne reçoivent pas de culture et si elles sont permanentes, elles sont nommées *naturelles*. C'est de ces prairies qu'on retire le foin distribué aux chevaux de troupe. Si au contraire les prairies reçoivent une culture et si elles sont temporaires, on les nomme *artificielles*. La luzerne, le sainfoin, le trèfle, etc., sont les plantes qui constituent ordinairement ces prairies.

La position des prairies a une grande influence

sur la qualité des plantes. Lorsque les prairies sont élevées, elles produisent du foin qui, sous le même volume, contient plus de principes nutritifs. Si elles sont basses, le foin est moins nourrissant. Dans les prairies basses, en outre, viennent des plantes qui ne sont pas nourrissantes et même des plantes nuisibles.

Le bon foin se reconnaît aux caractères suivants : tiges fines, de médiocre longueur, garnies de feuilles, ne se brisant pas trop facilement et ne résistant pas trop à l'action de la main; couleur légèrement verte; odeur agréable, légèrement aromatique; saveur douce, un peu sucrée; n'ayant pas d'arrière-goût âcre ou piquant.

La fauchaison doit avoir été faite au moment de sa floraison. Plus tôt, le foin n'est pas nourrissant; plus tard, c'est-à-dire lorsque les graines sont formées, il est trop dur et a perdu de ses qualités.

Il ne faut pas qu'il soit ni *trop nouveau* ni *trop vieux*. La fauchaison ayant lieu dans le mois de juin, le foin est trop nouveau avant le mois d'octobre. S'il a plus de vingt mois ou deux ans de récolte, il est trop vieux. Le meilleur foin est celui qui a un an de récolte.

Le foin nouveau est d'un vert prononcé, d'une saveur légèrement âcre, d'une odeur forte, aromatique. Dans ce foin, toute la fermentation n'a pas eu lieu. Quoique recherché par les chevaux, il est indigeste et échauffant. Le foin vieux est jaune, a perdu son odeur et sa saveur naturelles. Il est sec et cassant; il se brise et tombe en poussière; il est peu nourrissant.

Le foin peut être altéré par plusieurs causes.

Il est *cassant* et *délavé* lorsqu'il se brise, qu'il est très pâle et d'une saveur légèrement âcre. Cette altération est due à une fauchaison tardive ou à la prolongation de la fanaison occasionée par des alternatives de pluie et d'un soleil brûlant. Ce foin est, comme le foin vieux, peu nourrissant.

Le foin est *rouillé* lorsque sur les tiges il y a des taches formées d'une poussière jaunâtre ou brunâtre, semblables aux taches de rouille qu'on remarque sur les métaux. Ce foin n'est pas nourrissant, et est, en outre, très nuisible à la santé des chevaux.

Le foin *vasé* ou *terré* est sec, cassant, pâle, d'une odeur marécageuse, d'une saveur âcre, et son caractère principal est celui d'être encroûté de terre. Il laisse échapper, quand on le remue, des nuages de poussière, et laisse quelquefois déposer du sable. Cette altération est produite par les inondations qui ont lieu au moment où l'herbe est prête à être fauchée ou vient de l'être. Ce foin est toujours nuisible et peut être la cause de maladies très graves.

Le foin *moisi* présente, lorsque l'altération est peu avancée, une teinte blanchâtre. Lorsque l'altération est ancienne, la couleur est plus ou moins noirâtre. L'odeur est désagréable, semblable à celle du pain moisi. La saveur est âcre. Il se réduit facilement en poussière. Ce foin est nuisible et peut être la cause de plusieurs maladies. Les chevaux ne le mangent que difficilement.

Si le foin est grêle, pâle et effilé, il a végété dans l'ombre; s'il est gros, ligneux et velu, il a végété dans un terrain humide ou marécageux.

Il peut encore avoir une odeur de souris, d'engrais, etc. Quoique ces diverses altérations soient moins nuisibles que celles des foins rouillés, vasés ou moisis, cependant elle rendent le foin moins nourrissant que s'il était de bonne qualité.

La *paille* se compose de la tige, des feuilles et des épis des plantes céréales, telles que le froment, l'orge, l'avoine, etc.; celle de blé est la meilleure.

La paille est de bonne qualité lorsqu'elle est d'une couleur jaune pâle ou dorée, luisante, d'uneodeur agréable, mais peu sensible, d'une saveur sucrée qui réside principalement dans les nœuds. Il faut qu'elle soit plutôt fine que grosse. La paille creuse est moins nourrissante que la paille pleine. Celle-ci se rencontre dans le midi. La paille trop longue vaut moins que la paille courte. La paille est dite *fourrageuse* lorsqu'elle est mêlée avec des plantes herbacées. Cette paille est très nourrissante et fort recherchée des chevaux.

Lorsque des coups de vent ou des pluies abondantes couchent la paille sur pied, elle est dite *versée*. Cette paille est ordinairement altérée et est peu nutritive. La *paille rouillée* présente des taches de rouille sur la tige et sur les feuilles. Cette paille peut être la cause de maladies graves. Si, après avoir été coupée, la paille est mouillée, elle verdit d'abord et devient brunâtre ensuite. Cette paille est de mauvaise qualité. La paille peut être pourrie, avoir une odeur de souris, etc. Elle est alors refusée par les chevaux, qui ne la mangent qu'à la dernière extrémité.

La paille *trop vieille* est sans odeur, sans saveur, et est, par conséquent, peu nourrissante. Elle ne doit pas avoir plus d'un an de récolte. La *paille nouvelle* peut être donnée sans inconvénient.

Les pailles *d'avoine*, *d'orge*, *de seigle*, etc., nommées quelquefois *pailles de marsage*, sont moins nourrissantes que la paille de blé.

On hache la paille pour la donner aux chevaux. Cette nourriture est bonne et convient surtout aux chevaux malades, convalescents ou maigres. La paille hachée est mêlée ou à l'avoine ou au son. Il est préférable de la donner de cette dernière façon. Il faut avoir la précaution de la mouiller quelques heures avant de la donner. Si on néglige cette précaution, on expose les chevaux à avoir des coliques.

L'*avoine* est le grain qu'on donne habituellement aux chevaux. La bonne avoine est pesante (de 40 à 45 kil. l'hectolitre), luisante, pleine, sèche, dure, ayant une saveur d'amande, sans mauvais goût ni mauvaise odeur, et glissant facilement dans la main lorsqu'on en prend une poignée et qu'on la serre. La couleur est ou blanche, ou grise, ou noire, ou rouge. La couleur est assez indifférente. On voit, en effet, l'avoine noire plus estimée dans certains pays, tandis que le contraire a lieu dans certains autres.

L'avoine doit être exempte de poussière, de terre et de graines étrangères. Elle ne doit pas être humide, parce qu'elle a perdu de ses qualités et qu'elle peut moisir lorsqu'on la renferme dans les coffres. L'avoine mouillée est terne et ne glisse pas dans la main. L'avoine nouvelle est indigeste. Il faut attendre, pour la faire manger, qu'elle ait subi sa dessication.

L'avoine est un aliment stimulant. Elle échauffe le cheval lorsqu'elle est donnée en trop grande quantité.

Dans les cas de disette d'avoine, ou bien encore dans les pays chauds, on donne de *l'orge* aux chevaux. En Afrique, en Espagne, etc., cette graine est plus nourrissante qu'en France et d'une digestion plus facile.

Le *maïs* peut encore être administré à la place de l'avoine. Cette graine est dure. Il est utile de la concasser ou de la ramollir, en la mouillant. Elle est assez nourrissante et dispose à l'engraissement.

Le *son* est l'écorce, avec un peu de farine, des grains qui ont subi la mouture et le blutage. Celui qu'on donne aux chevaux de troupe provient du froment.

Le bon son est celui qui contient le plus de farine, qui, par conséquent, blanchit la main après qu'on l'a plongée dans le tas. Il doit être sec et sans mauvaise odeur.

Le son moisi est indigeste et nuisible à la santé.

Le son légèrement mouillé avant d'être donné est nommé *fraisé*.

Lorsque le son a été mouillé en tas, il finit par se moisir, il s'échauffe d'abord et répand une odeur aigre.

On avait cru que le son était un corps inerte et indigeste. L'expérience et l'analyse chimique ont prouvé que cette substance n'était pas dépourvue de qualités nutritives.

On peut encore faire manger de la *farine* aux chevaux. Celle d'*orge*, qu'on donne ordinairement, est rafraîchissante. Un mélange de cent parties de son et de soixante-quinze parties de farine d'orge procure un très bon barbotage. La farine d'orge doit être fraîche et dépourvue de son.

Les racines de *carottes*, de *betteraves*, de *pommes de terre*, les *féveroles*, etc., peuvent être encore données comme aliments. Ces substances conviennent aux chevaux qui ont souffert, qui sont en convalescence ou qui sont maigres. Elles peuvent être données avec avantage aux jeunes chevaux.

L'*eau* est la boisson habituelle des chevaux. Elle facilite la digestion et répare les déperditions des fluides qui s'échappent par la transpiration, par les urines, etc.

L'eau, pour être bonne, doit être limpide, inodore, fraîche, sans couleur, et contenir de l'air en dissolution. Elle doit cuire les légumes et dissoudre le savon sans former des grumeaux.

Les qualités de l'eau dépendent souvent du lieu où elle se trouve ou d'où elle provient. L'eau des rivières et des ruisseaux est la meilleure, surtout lorsqu'elle coule sur du sable ou du gravier et qu'elle est loin de sa source. L'eau de pluie est bonne, mais elle offre souvent l'inconvénient d'être recueillie dans des citernes où elle perd ses qualités. L'eau de fontaine est très bonne lorsqu'elle est exposée à l'air et à l'action du soleil. L'eau des puits, étant soustraite à l'action de ces deux agents, est souvent de médiocre qualité. L'eau des mares, qui contient généralement en dissolution des substances organiques décomposées, est ordinairement nuisible ; celle des étangs, lorsqu'elle est stagnante, présente à peu près les mêmes inconvénients. L'eau provenant de la fonte des neiges est de mauvaise qualité, parce qu'elle est privée d'air. Les eaux troubles et bourbeuses, quelle que soit leur origine, sont de mauvaise qualité et peuvent être la cause de maladies graves.

Il faut que l'eau qu'on doit faire boire ne soit

pas trop froide, parce que l'eau froide donne souvent lieu à des coliques ou à d'autres maladies. Si l'eau est chaude, elle ne désaltère pas, affaiblit l'animal, et, au reste, est souvent refusée par lui.

Si l'eau est trop froide, il faut, après l'avoir puisée, l'exposer, soit au soleil, soit à toute autre action d'une température élevée; si elle est trop chaude, on fera en sorte de la mettre dans un milieu d'une température moins élevée. Si l'on croit qu'elle ne contienne pas assez d'air, on la puisera à l'avance et on la battra de manière à faire introduire ce fluide entre ses molécules.

Dans le cas où l'eau n'aurait pas les qualités désirables, on atténue l'effet de ses mauvaises qualités en y mettant du son, de la farine, du vinaigre, etc.

Les chevaux qui boivent habituellement une trop grande quantité d'eau, sont généralement mous. On peut, pour obvier à cet inconvénient, les empêcher de boire toute celle qu'ils désirent, en observant de n'arriver que graduellement à la quantité qu'ils doivent en boire.

Il est urgent de ne pas faire galoper les chevaux après qu'ils ont bu, pour éviter des accidents fâcheux.

Le *régime du vert* est l'usage de l'herbe fraîche qu'on accorde temporairement aux chevaux.

Le vert ne convient pas à tous les chevaux. On ne peut pas toujours déterminer à l'avance ceux auxquels il convient. L'épreuve de ce régime guide mieux que tous les principes établis. Ainsi, si au bout de dix à douze jours on voit que le cheval ne se trouve pas bien du vert, il faut le lui faire abandonner.

Voici à peu près les cas où il y a indication ou contre-indication pour le régime du vert. Il y a indication lorsque le cheval est jeune, qu'il a souffert, qu'il a ou qu'il a eu des maladies inflammatoires peu déterminées, qu'il est maigre, qu'il boite pour usure des extrémités, et qu'il a eu récemment le feu. Le vert paraît contraire aux chevaux qui ont éprouvé l'influence d'un air humide, qui sont d'un tempérament mou, qui sont sujets aux crevasses, aux engorgements indolents, aux flux de ventre, aux jetages; à ceux qui ont la poitrine malade, et enfin aux vieux chevaux. Cependant l'âge ne paraît pas toujours devoir être pris en considération, car de vieux chevaux se trouvent bien quelquefois de ce régime, tandis qu'il ne convient pas à de jeunes chevaux.

Le vert paraît opérer d'une manière favorable lorsque le cheval prend de l'embonpoint, que son poil devient luisant, qu'il est gai, qu'il présente enfin une amélioration sensible dans la santé.

Le vert, au contraire, est plus nuisible qu'utile lorsque le cheval dépérit, qu'il a une diarrhée constante, qu'enfin sa santé, au lieu de s'améliorer, se détériore.

La durée du vert est de vingt jours au moins, et de quarante à cinquante au plus. Cependant il y a des cas où l'on peut le continuer jusqu'à soixante jours.

L'époque la plus convenable pour commencer à donner le vert est la fin de mai ou le commencement de juin. Les plantes, à cette époque, se rapprochent le plus de leur floraison, et ne présentent pas l'inconvénient d'être trop ou trop peu formées. Au reste, il peut y avoir une différence de plusieurs jours, selon qu'on est au nord ou au midi.

La ration de vert est de quarante kilogrammes par cheval. Cette quantité, qui, réglementairement, ne varie pas, quelle que soit l'arme et la force des chevaux, est insuffisante pour beaucoup de chevaux, ceux de l'artillerie et de la grosse cavalerie, par exemple. En outre, comme l'appétit des chevaux est très variable, puisque au commencement ils mangent moins qu'à la fin du vert, il en résulte que cette quan tité de quarante kilogrammes est dans quelques journées plus que suffisante, tandis qu'elle ne l'est pas dans d'autres. De là, perte de vert dans certains cas et insuffisance dans d'autres. Il serait donc plus convenable que le marché stipulât que le vert serait donné à discrétion, c'est-à-dire autant que le cheval pourrait en manger pendant la journée.

On donne le vert ou à *l'écurie*, ou sous des *hangars*, ou *en liberté*.

L'administration du vert à l'écurie est le mode le plus souvent adopté par les régiments. Cette méthode a l'avantage de pouvoir mieux surveiller les chevaux, de leur donner la ration accordée, de les mettre à l'abri des intempéries et des insectes, et de pouvoir les faire passer graduellement du sec au vert et du vert au sec. Cette manière de donner le vert offre l'inconvénient de forcer les chevaux à manger une herbe qui n'est pas toujours fraîche et qui contient quelquefois des plantes nuisibles; d'empêcher l'animal de respirer un air pur, et de ne pas lui permettre un exercice salutaire.

Les *hangars* sous lesquels on met les chevaux pour leur faire prendre le vert, sont toujours ouverts et munis de rateliers, dans lesquels on dépose l'herbe. Un espace, plus ou moins considérable, est réservé pour que les chevaux puissent se promener à volonté. Dans ce cas, les chevaux, n'étant pas attachés, jouissent de toute leur liberté. Cette méthode est très avantageuse, principalement pour les chevaux qu'on met au vert pour usure des membres, pour claudications, etc.; mais elle a l'inconvénient d'exposer les chevaux à l'influence d'un trop grand froid qui se fait sentir dans quelques circonstances, aux insectes qui les tourmentent beaucoup, et enfin celui d'être impraticable lorsqu'on a une grande quantité de chevaux à mettre au vert.

Enfin lorsqu'on donne le *vert en liberté*, on abandonne les chevaux dans des prairies où ils pâturent jour et nuit. Cette manière de donner le vert a sans doute l'avantage de ne faire manger par les chevaux que l'herbe qui leur convient et de leur procurer de l'exercice; mais les inconvénients sont cependant tellement grands qu'elle est, dans la plupart des cas, impraticable. En effet, les chevaux sont exposés aux intempéries, aux chaleurs excessives, aux insectes qui les tourmentent toute la journée et qui ne leur permettent de manger que pendant la nuit. Enfin il serait tellement difficile de trouver une quantité de prairies suffisantes lorsqu'on a un grand nombre de chevaux à mettre au vert, qu'on est obligé d'y renoncer. Ce moyen, d'ailleurs, deviendrait très dispendieux, parce que les chevaux, en s'animant entre eux, galopent une partie de la journée et font perdre une grande quantité d'herbe. Les claies ou autres clôtures les en empêchent difficilement. Cependant le vert en liberté est le seul convenable pour les chevaux qu'on met à ce régime pour maladie des extrémités.

Le vert se compose de l'herbe des prairies naturelles et de celles des prairies artificielles. Cette dernière est préférable, dans ce sens qu'on sait quelles sont les plantes qu'on fait manger; tandis qu'avec l'herbe des prairies naturelles on présente souvent des plantes nuisibles ou au moins de mauvaise qualité. Cependant le vert en liberté peut seul se donner avec ces dernières plantes. Quoi qu'il en soit, lorsqu'on emploie le vert des prairies naturelles, il faut, autant que possible, prendre le vert dans des prairies élevées: on est assuré, lorsqu'on le prend dans des prairies humides et basses, d'avoir de l'herbe de mauvaise qualité.

Il y a un grand avantage à varier la nature des plantes, parce que le cheval se dégoûte facilement d'une nourriture uniforme. Ceci s'applique principalement au vert produit par les prairies artificielles, qui présente de l'uniformité dans la nature de ses plantes.

La manière de faire manger le vert est très importante. Il faut l'administrer en petite quantité et en donner souvent, parce que les chevaux se dégoûtent du vert imprégné de leur haleine. Ainsi, depuis le matin jusqu'au soir, on doit jeter le vert par poignées dans le ratelier.

Une promenade au pas, d'une heure le matin, et une autre, d'une heure le soir, sont très utiles.

C'est une erreur de croire que les chevaux ne doivent pas être pansés pendant le régime du vert. Un pansage complet est indispensable.

Enfin tous les moyens de propreté et de salubrité, le nétoiement des écuries surtout et le renouvellement de l'air dans leur intérieur doivent être scrupuleusement observés.

Le vétérinaire désigne les chevaux qui doivent être saignés pendant le régime du vert. Il ne faut pas croire qu'il soit utile, ainsi qu'on le pense généralement, de soumettre tous les chevaux à cette opération.

§ 5.me

DE LA RATION, DES SUBSTITUTIONS ET DE LA CONSOMMATION.

La quantité d'aliments qu'on donne au cheval en vingt-quatre heures a reçu le nom de *ration*. Elle se compose ordinairement de foin, de paille de froment et d'avoine. La quantité de ces trois substances varie selon les armes et selon que les chevaux sont en station et en marche. On peut consulter, pour connaître la quantité donnée, les réglements militaires.

On nomme *substitution* le remplacement de la denrée habituelle par une autre. Ce changement se fait, soit qu'on introduise dans la ration une denrée autre que le foin, la paille et l'avoine, soit qu'on change la quantité réglementaire d'une de ces denrées.

Dans le premier cas, on remplace, par exemple, le foin par de la luzerne ou du sainfoin, la paille de froment par de la paille de seigle ou d'avoine, l'avoine par du son, de l'orge, du seigle, etc., mais toujours par des denrées qui ne peuvent pas compromettre la santé des chevaux.

Dans le deuxième cas, on diminue la quantité d'une des denrées habituellement données, et l'on augmente celle d'une autre.

Les substitutions sont demandées quelquefois par les régiments, dans l'intérêt de la santé des chevaux ; d'autres fois, elles sont consenties par l'administration, parce qu'il y a pénurie d'une denrée.

Voici les principales bases de ces substitutions pour les denrées habituelles : pour 2 kilog. de paille, on donne 1 kilog. de foin, et vice-versa ; pour 1 kilog. d'avoine, on donne 1 kilog. de son ou 75 grammes de farine d'orge; pour 1 kilog. de foin ou 2 kilog de paille, on donne 50 grammes d'avoine, etc. La substitution ne doit jamais être de plus de moitié de chaque denrée.

La *consommation* est la distribution à chaque cheval de la ration qui lui revient.

On ne suit pas toujours la même marche dans les distributions de chaque denrée ni dans les heures où ces distributions ont lieu. Ceci est subordonné aux exigences du service. Ordinairement, cependant, le foin et la paille sont donnés en trois fois chacun dans les vingt-quatre heures, et l'avoine en deux fois.

Lorsque par des circonstances impérieuses, telles que celles où peuvent se trouver les chevaux en campagne, on est obligé de changer la nourriture, il est bon de se rapprocher, autant que possible, des principes dont l'observation peut contribuer à la conservation de la santé du cheval. On ne peut rien préciser sur ce point, attendu que ces circonstances peuvent varier à l'infini.

§ 3.me

DU PANSAGE.

Le *pansage* est l'action d'étriller, brosser, bouchonner, peigner, éponger, etc., le cheval. Par le mot *pansement* on indique l'application sur le corps des appareils ou des médicaments indiqués.

Le pansage débarrasse la peau des corps étrangers qui s'attachent sur elle et des parties qui sont rejetées au dehors par la transpiration. Il délasse le cheval, rend le poil luisant, favorise l'exercice de toutes les fonctions, et principalement celui de la transpiration. Le pansage, d'après cela, est indispensable à la santé des chevaux. Le défaut de pansage ou un pansage mal fait peuvent donner naissance à une foule de maladies, telles que les dartres, la gâle, etc.

Les instruments dont on se sert sont *l'étrille*, la *brosse*, le *bouchon*, l'*époussette*, le peigne et l'*éponge*. Nous ne parlerons pas de la manière de se servir de ces instruments, parce qu'elle est connue dans les régiments. Nous ferons cependant les observations suivantes.

Il est quelquefois difficile de débarrasser le poil de la poussière ou de la crasse qui les recouvre. On y parviendra en employant un bouchon de foin légèrement humide, qui se charge de la poussière.

Nous devons prévenir aussi qu'il faut éviter de faire un mauvais usage de l'éponge, comme cela a lieu quelquefois. Ainsi, au lieu d'éponger l'intérieur de la crinière, de la queue, etc., afin de les décrasser complètement, il arrive qu'on lave superficiellement ces parties et qu'on éponge même la croupe, ce qui peut avoir de graves inconvénients, surtout pendant l'hiver.

Lorsqu'on veut bouchonner le cheval qui est en sueur, il convient de prendre de chaque main une poignée de paille aussi grande que possible et de la promener sur le corps du cheval, en appuyant fortement et en allant de derrière en avant et de devant en arrière. Ainsi, si l'on veut bouchonner le cheval du côté gauche, la main droite ira de derrière en avant, et la main gauche dans le sens opposé, et cela alternativement pour chaque main. Il est urgent de renouveler la paille lorsqu'elle se trouve chargée d'humidité.

§ 4.me

DES BAINS.

Les *bains* sont ou *généraux* ou *partiels*. Ils sont généraux lorsque tout le corps est plongé dans l'eau ; ils sont partiels lorsqu'on y fait plonger une partie seulement, comme cela a lieu pour les extrémités, par exemple. Les bains généraux sont un supplément des moyens de propreté. On fait généralement baigner les chevaux pendant l'été. Le matin ou le soir sont les époques de la journée les plus convenables.

Les bains, non seulement nettoient la peau, mais ils lui donnent le ton qu'une transpiration excessive lui avait fait perdre.

Il faut que les chevaux soient conduits au bain au pas, pour qu'ils ne suent pas en y entrant. Ils seront reconduits à la même allure. Il est bon, lorsque la chose est possible, de ne pas faire rentrer de suite à l'écurie les chevaux qui sont encore mouillés, parce que l'eau qu'ils ont sur le corps, en s'évaporant dans l'écurie, augmente son humidité et rend sa température plus incommode.

§ 2.me

DES HARNAIS.

On donne le nom de harnais à toutes les pièces qu'on met sur le cheval pour le gouverner et pour favoriser son service. Les uns servent pour les chevaux de selle, d'autres pour les chevaux de trait, enfin il y en a pour les chevaux de bât.

Les harnais du cheval de selle sont la *bride*, le *filet*, le *bridon*, le *licou* et la *selle*; ceux du cheval de trait comprennent, en outre, tous les harnais qui servent au tirage; enfin le *bât* est employé seulement pour le cheval destiné au service du bât.

De la Bride, du Filet et du Bridon.

La *bride* complète se compose de la *monture*, des *rênes* et de l'*embouchure*. La première comprend :

1° La *têtière* ou *dessus de tête*, qui est une bande de cuir plus large que les autres parties de la bride, placée sur le sommet de la tête, et qui se divise à la hauteur des yeux en deux lanières de chaque côté, dont deux antérieures, qui sont ordinairement plus larges s'unissent aux

montants, et les deux autres à la sous-gorge;
2° le *frontal*, bande de cuir qui ceint le front,
qui se joint à la tétière avant que celle-ci se divise
en lanières, et dont l'usage est d'empêcher la
tétière de se porter en arrière; 3° la *sous-gorge*,
bande de cuir qui vient s'attacher par deux boucles aux deux lanières postérieures de la tétière;
4° la *muserolle*, bande de cuir qui ceint les
deux mâchoires à la hauteur du chanfrein; 5° les
deux montants, qui sont des bandes de cuir qui
s'attachent supérieurement par des boucles aux
deux lanières antérieures de la tétière, et inférieurement aux porte-mors; 6° les *porte-mors*,
bande de cuir traversant une ouverture située à
la partie supérieure des branches et s'unissant
aux montants.

Les *rênes* sont des longes de cuir chargées
d'imprimer le mouvement au mors. Elles présentent : 1° un *bouton fixe*, placé à l'extrémité
des rênes au point où elles se réunissent; 2° un
bouton coulant, dans lequel les deux rênes cou-
lent, et 3° un *fouet de rênes*, qui part du
bouton fixe et se continue en forme de fouet.

Le *filet* est composé d'un dessus de tête, de
deux montants, d'un frontal et des rênes. Le filet
se met avec la bride.

Le *bridon*, qu'on met seul, a de plus une sous-
gorge.

Le *licou* se compose d'*un grand côté*, d'*un petit côté*, des *jouillères*, du *dessus du nez*, de la *sous-barbe*, de *la boutonnière du dessus de tête*, de *la longe*, des *boucles* et *passants*, et des *anneaux*.

Le *mors de bride* comprend l'*embouchure*, les *branches* et la *gourmette*. Il y a des parties accessoires desquelles nous nous occuperons en parlant de celles-ci.

L'*embouchure* est la partie de fer qu'on place dans la bouche, et qui s'étend d'une branche à une autre. L'arcade qui se trouve au milieu a reçu le nom de *liberté de la langue*. Les *talons* sont, de chaque côté, le point où la liberté de la langue se réunit aux canons. Les *canons* portent immédiatement sur les barres; ils sont terminés, à leur extrémité, vers les branches, par quatre rivets qui s'enchâssent dans une pièce de fer nommée *fonceaux*, et qui servent, avec elle, à fixer l'embouchure aux branches.

Les *branches* servent à faire agir l'embouchure et la gourmette. Elles présentent plusieurs parties.

Le *banquet* est l'ouverture qui se trouve au milieu de la branche et qui est destiné à loger l'extrémité de l'embouchure. L'*arc du banquet* entoure et consolide l'embouchure. Le *haut de la branche* est toute la partie qui se trouve au-dessus du banquet. Elle est aplatie, et présente dans la partie supérieure et à chaque branche deux ouvertures, dont une plus longue, servant à donner passage au porte-mors, est nommée *œil de la branche*; l'autre, servant à loger le crochet et l'esse de la gourmette, est nommée *œil de perdrix*. La partie qui se trouve au-dessous du banquet est le *bas de la branche*, dont la forme, la longueur et la direction varient. Elle se termine quelquefois par une espèce d'anneau nommé *gargouille*, dans lequel passent deux espèces de clous ayant la tête dans la gargouille et terminés chacun par un crochet fermé. Le plus gros de ces espèces de clous est nommé *touret de porte-rênes*; l'autre, *touret de chaînette*. Aux tourets de porte-rênes s'adaptent les *anneaux de porte-rênes*; aux *tourets de chaînette* s'adapte la *chaînette*, dont l'emploi est d'empêcher le cheval de saisir la branche avec la lèvre inférieure en même temps qu'elle donne de la grâce au mors. Le mors militaire, à la place de la chaînette, a maintenant une barre, qui consolide le bas des branches.

La *gourmette* est composée de mailles et de maillons. Les mailles agissent sur la barbe et les maillons, fixent la gourmette du côté droit à l'esse, qui fixe la gourmette au mors; et du côté

gauche au crochet , qui sert à accrocher la gourmette. Il y a un maillon du côté de l'esse et deux
du côté du crochet. Ceux-ci servent à allonger
ou à raccourcir la gourmette.

Les bossettes servent à cacher les fonceaux.
Elles sont ordinairement en cuivre , portant le
numéro du régiment , une grenade , des canons , etc.

Le *mors du filet*, mobile dans le centre au
moyen d'une charnière à pli , est composé de
deux canons et de deux anneaux servant à attacher les rênes du filet.

Le *mors du bridon* ne diffère de celui du filet
qu'en ce que les canons en sont plus gros et que
deux traverses en fer nommées *ailes* sont jointes
aux anneaux.

L'action du mors est subordonnée à la pesan-
teur, à la forme, à la longueur et à la direction
des diverses parties qui le composent. Règle générale : plus le mors est pesant, plus son action
est favorisée.

Plus les canons sont gros, moins leur action
est forte; parce que, agissant sur une surface plus
étendue, la pression doit être moins douloureuse.
Cependant si ces canons étaient pleins , leur action étant augmentée par leur poids , ils finiraient
par en avoir une trop grande. Pour obvier à cet

inconvénient, si l'on tient à avoir un mors doux, il faut que les canons soient creusés.

Lorsque la liberté de la langue est peu prononcée, l'appui de l'embouchure se faisant en partie sur la langue, l'action du mors est diminuée. Si, au contraire, il y a une grande liberté de la langue, les canons, appuyant principalement sur les barres, doivent procurer une action plus forte.

Si les branches sont longues, l'action de l'embouchure est plus grande. Le contraire a lieu avec des branches courtes. Lorsqu'une ligne qui part du milieu de la partie supérieure de la branche partage en deux parties égales les fonceaux et rencontre les tourets de porte-rênes, la branche est *droite* et son action est plus ou moins favorisée selon sa longueur. Si l'extrémité inférieure des branches est en arrière de cette ligne, la branche est *flasque* et son action moins forte; si, au contraire, cette partie se trouve en avant de cette ligne, la branche est *hardie* et procure un plus grand effet. Plus l'œil de la branche est placé supérieurement, plus l'action du mors est favorisée.

La forme des mailles de la gourmette contribue à modifier son action. Les mailles rondes la rendent plus active que les mailles plates. Si les yeux de perdrix sont placés haut, l'action de la gourmette est favorisée.

L'action du mors est importante à étudier.

Le mors agit en faisant tourner l'embouchure sur les barres et en les comprimant de manière à faire éprouver une pression douloureuse. Si les deux branches agissent simultanément en se portant en arrière, le cheval porte la partie inférieure de la tête vers l'encolure ; si l'action continue, pour se soustraire à la douleur, il s'arrête s'il est en mouvement, ou recule s'il est en repos. Si une branche seule agit horizontalement, le cheval porte la tête du côté où la branche agit, ainsi que cela a lieu pour le cheval de voiture, et tourne de ce côté si l'action se soutient. Si la branche est tirée diagonalement de bas en haut, le cheval se portera du côté opposé à la rêne qui agit, soit, comme on le pense, que l'embouchure fasse la bascule et porte son action sur la barre opposée, soit que l'encolure soit attirée vers ce côté par la pression de la rêne.

Le mors du filet et celui du bridon agissent moins sur les barres que sur la commissure des lèvres. Leur action est en rapport, comme pour le mors de la bride, avec la grosseur des canons.

Il est indispensable de connaître la manière d'emboucher le cheval. Il faut, avant tout, que le cavalier ait la main bonne. Avec une mauvaise main, il n'y a pas de mors convenable.

Il faut que toutes les parties du mors s'ajustent parfaitement à la bouche du cheval. Si le cheval se défend, s'il bat à la main, s'il secoue la tête, etc., ce qu'on exprime en disant qu'il *ne goûte pas le mors*, on est en droit de penser que le mors est mal ajusté.

Avant d'emboucher le cheval, il faut connaître la conformation intérieure de la bouche, pour l'embouchure; celle de la barbe, pour la gourmette, et la conformation et la direction de l'encolure, pour les branches dont la direction et la longueur seront modifiées aussi selon la conformation de la bouche.

Les canons doivent porter également sur les barres, à un travers de doigt environ des crochets d'en bas, sans toucher à ceux d'en haut. Plus haut, les lèvres fronceraient et la gourmette n'agirait pas convenablement sur la barbe; plus bas, les canons porteraient sur les crochets, et la gourmette n'agissant pas, le mors ferait la bascule.

Il faut que l'embouchure occupe justement la largeur de la bouche. Trop large, elle joue dans la bouche; trop étroite, les canons sont noyés et l'action est annulée.

La sensibilité de la bouche doit être prise en considération.

Lorsque la bouche a une sensibilité convenable, les canons seront égaux et droits, et médiocrement pesants. La langue se logera facilement dans la liberté de la langue. Pour les barres tranchantes ou hautes, qui sont ordinairement sensibles, il faut des canons épais et peu de liberté de langue. Pour les barres basses, peu sensibles ou charnues, il faut des canons minces et beaucoup de liberté de langue. Si les barres, étant arrondies, sont seulement sensibles sur leur bord extérieur, il faut employer des canons montants, c'est-à-dire allant obliquement des fonceaux aux talons. Si le cheval a une barre creuse ou rompue, on place une olive en fer dans la partie du canon qui correspond à l'enfoncement. Si les lèvres sont armées d'une carnosité qui, en se glissant entre les canons et les barres, empêche l'action de l'embouchure, on emploiera un mors large et épais vers les fonceaux.

Quelle que soit, au reste, l'embouchure employée, il faut empêcher la liberté de la langue d'atteindre le palais.

Il n'est pas toujours facile, à l'inspection de la bouche, de déterminer quelle est l'embouchure à appliquer. Il est convenable d'essayer alors plusieurs mors, en commençant par le plus doux et en prenant celui qui paraît le mieux convenir. Ceci s'applique aux branches et à la gourmette.

L'action des branches est plus ou moins prononcée, selon la direction et la longueur de ces parties du mors. Moins la bouche sera sensible, moins les barres seront élevées, etc., plus il faudra que les branches soient longues.

Les branches auront une longueur et une direction appropriées à la disposition de l'encolure et à la conformation du cheval.

Si la tête est bien placée, les branches seront droites et peu longues. Si le cheval porte au vent, elles seront longues et un peu hardies; si le cheval s'encapuchonne, elles seront courtes et un peu flasque; si le cheval est bas de devant, elles seront hardies; s'il est bas de derrière, elles seront flasques. Le cheval ensellé aura les branches courtes et sur la ligne.

La gourmette doit entourer exactement la barbe et porter sur le creux du menton; elle doit serrer cette partie, sans la comprimer douloureusement. Cependant sa pression forçant le cheval à porter la tête en avant pour éviter la douleur qu'elle occasione, il est bien de la serrer un peu plus fortement chez le cheval qui s'encapuchonne,

et de la relâcher légèrement chez celui qui porte
au vent, en évitant, dans ce dernier cas, de faire
basculer le mors. On doit consulter la sensibilité
de la barbe pour la forme à donner aux mailles
de la gourmette. Ainsi, les mailles seront plates
pour une barbe sensible, et rondes pour une barbe
insensible.

De la Selle.

La selle est composée de plusieurs parties,
dont les unes sont en fer, d'autres en bois, et
d'autres en cuir.

On nomme *arçon* la réunion de toutes les
parties en bois. L'arçon de la grosse cavalerie,
des dragons et de l'artillerie présente les parties
suivantes :

Les deux *pointes* de devant, qui commencent
de chaque côté vers les épaules, et qui se joignent
en arcade au-dessus du garrot. Cette arcade a
reçu le nom de *liberté du garrot* ou *collet*.

Les deux *liéges* qui sont collés sur les deux
pointes de devant et dont l'usage est d'empêcher
le cavalier d'aller en avant.

Les deux *pointes* de derrière, réunies par un
pontet, présentent un demi-cercle qui empêche
le cheval d'être blessé. Dans ces deux pointes,

sont pratiquées deux mortaises destinées à donner passage aux courroies de charge. Ces deux pointes, dans certaines selles, par exemple dans les selles de l'artillerie, se prolongent sur la croupe en deux bandes, qui, étant rembourrées, remplacent le coussinet.

Les deux *pointes du trousse-quin*, réunies par un autre pontet, sont collées sur les pointes de derrière et forment le trousse-quin, qui est destiné à empêcher le cavalier d'aller en arrière et à le garantir de la charge. Dans le pontet du trousse-quin est pratiqué une mortaise pour le passage de la sangle du milieu.

Les pointes de devant et celles de derrière sont réunies par deux morceaux de bois placés tout le long du dos et nommés *bandes*.

Les parties en fer, au nombre de neuf, sont les suivantes :

1° La *bande du collet*, qui sert à affermir les liéges ;

2° La *bande du garrot*, placée sous les pointes de devant ;

3° La *bande de rognon*, qui se trouve sous les pointes de derrière ;

4° Les *contre-bandes*, placées en dessus des bandes pour le garrot, et en dessous pour les bandes de derrière ;

5° Les *porte-étrivières*, placées à la partie antérieure des bandes et servant au passage des étrivières ;

6° Les *chapes de contre-sanglon*, placées tout le long des bandes et servant à fixer les contre-sanglons ;

7° Les *boucles enchapées*, servant à attacher le poitrail ;

8° Les *plaques en fer* placées latéralement et en avant des liéges, servant à supporter les fontes ;

9° Le *crampon*, placé à la partie supérieure des pointes de devant, servant au passage de la courroie du manteau du milieu, et contenant un anneau destiné à recevoir la courroie de porte-crosse ;

Les parties qui suivent sont en différentes matières.

Le *faux siége*, formé de deux sangles croisées, allant de devant en arrière, clouées sur l'arçon, et servant à soutenir le siége.

Le *siége*, servant à asseoir le cavalier.

Les *quartiers*, pièces en cuir descendant du siége et recouvrant les côtes ; ils servent à couvrir les boucles des sangles et empêchent le cavalier de se blesser.

Entre les quartiers et le siége se trouve le *jonc*,

qui est un liseré en cuir destiné à réunir ces deux parties.

Les *galbes*, antérieurement et postérieurement placées, sont deux petites bandes de cuir destinées à réunir les quartiers et à en couvrir les coutures. C'est au-dessus du galbe de devant que se trouve le crampon, qui loge la courroie du milieu qui sert à attacher le manteau.

Les *battes*, qui sont les liéges rembourrés et couverts de cuir, servent à empêcher le cavalier d'être porté en arrière.

Le *trousse-quin* est rembourré et couvert de cuir. Son usage est d'empêcher le cavalier d'être porté en arrière.

Le *porte-fer* est une espèce de poche en cuir placée en arrière des quartiers et destinée à loger un fer à cheval.

Les *courroies du manteau* servent à fixer les pointes du manteau et les musettes contre les fontes.

Les *courroies de charge* servent à assujettir le porte-manteau.

Les *panneaux* sont des espèces de coussins qui s'appliquent sur le dos, dont l'usage est d'empêcher le cheval d'être blessé par l'arçon. Ils présentent supérieurement une gouttière nommée *les longes*, formant aux extrémités la liberté du garrot antérieurement, et la liberté du rognon postérieurement. En avant et en arrière, les panneaux se prolongent en descendant. Il y a quatre prolongements qui forment les deux *pointes de devant* et les *deux pointes de derrière*. A la partie supérieure des pointes de devant, vers les longes, se trouvent les *mamelles*. Vers le centre des panneaux se trouvent deux ouvertures servant à les rembourrer. Les *portes* sont deux échancrures, une de chaque côté, placées entre les pointes de devant et de derrière des panneaux et servant à rapprocher le cavalier du cheval.

Les panneaux sont rembourrés en crin, en bourre, en foin ou en paille. Quelquefois ces matières sont seules, d'autres fois elles sont mêlées. Le crin est préférable à toutes les autres matières. Vient ensuite la bourre, qui a l'inconvénient de se peletonner. On obvie à cet inconvénient en la battant. Les panneaux sont recouverts en toile. Cette matière est la meilleure, parce qu'elle se sèche facilement sans se durcir.

Les *blanchets* sont deux bandes de cuir placées en dessous des quartiers et postérieurement, qui servent à les renforcer.

Les *courroies en cuir*, au nombre de deux, partent des pointes de derrière et servent à fixer le coussinet à la selle.

Les *trousse-étriers*, petites bandes de cuir destinées à tenir les étriers relevés.

Les *contre-sanglons*, au nombre de huit, dont
six servent habituellement et deux étant seule-
de précaution, sont des lanières de cuir destinées
à recevoir les boucles des sangles.

La *fonte* est une espèce d'étui fortement évasé
supérieurement, destiné à recevoir le pistolet.

L'*étui de hache*, placé du côté opposé, sert à
porter une hache de campagne.

La fonte et l'étui de hache sont fixés à la selle
par une large bande de cuir nommée *chapelet*,
qui est unie à la selle par les *courroies de chapelet*, qui se fixent pardessus les bates.

Les *étrivières* sont des bandes de cuir qui servent à supporter les étriers. Vers la partie inférieure se trouvent les *passants*, dont un sert à
maintenir les étrivières dans l'œil de l'étrier, et
l'autre à recevoir l'extrémité de l'étrivière, qu'on
y passe plusieurs fois.

Les *étriers* comprennent l'*œil*, qui sert à passer l'étrivière, les *branches* qui supportent la
grille et la *grille* qui porte le pied du cavalier.

Le *poitrail* empêche la selle d'aller trop en
arrière. Il a deux côtés. Vers la partie antérieure
du côté droit se trouve une *boucle* qui réunit la
traverse aux côtés. A la partie postérieure il y a

un *œillet* par où passe la première sangle. Le *montant*, qui est fixé aux parties latérales du poitrail, sert à le hausser. Il passe dans deux anneaux en cuir nommés *ronds de fonte*, qui fixent la fonte et le porte-hache.

La *croupière* empêche la selle d'aller trop en avant. Elle présente : 1° une *longe* qui passe par la chape de la croupière et se fixe à une boucle placée sur la croupe. Elle sert à assujettir la croupière à la selle ; 2° la *fourchette*, qui sert à attacher les deux extrémités du culeron ; 3° le *culeron*, qui est destiné à engager la queue du cheval.

Le *coussinet*, qui existe dans beaucoup de selles, sert à empêcher le cheval de se blesser. Il présente deux petits *panneaux* recouverts de cuir, qui offrent vers leur centre deux ouvertures pour qu'on puisse les rembourrer. Ils sont fixés aux courroies de l'arçon par des attaches de cuir.

Les *sangles* affermissent la selle sur le dos du cheval. Il y a une *première* et une *seconde* sangle, un *surfaix*, qui est au centre, et deux *travers*, espèces de bandes de cuir fixant les sangles au surfaix.

La *schabraque* sert à couvrir la selle et le manteau. Le devant couvre les fontes et le manteau ; le derrière forme la housse, qui garantit l'habit du cavalier. Le *surfaix de schabraque* maintient la schabraque sur la selle.

La selle est placée sur une couverture en laine ployée en quatre.

Le selle de *cavalerie légère* ou à la *houssarde* comprend : 1° *l'arcade de devant*, qui forme le devant de l'arçon, et qui est nommée *liberté du garrot*; 2° le *pommeau*, formant la partie supérieure de l'arcade de devant, et qui empêche le cavalier d'être porté en avant. Ce pommeau est très élevé; 3° les *bandes*, qui sont plus larges que dans la selle précédemment décrite, unissant les arcades et donnant la forme à la selle; 4° *l'arcade de derrière*, qui est la partie postérieure de l'arçon, et qu'on nomme *liberté du rognon;* 5° la *palette*, qui forme la partie supérieure de l'arçon de derrière. Elle est très prolongée, et a pour usage d'empêcher le cavalier d'aller trop en arrière; 6° des *chevilles*, qui servent à réunir les arcades aux bandes avant que l'arçon n'est ferré.

Les pièces de fer de l'arçon sont :

1° Les *croissants*, bandes de fer en forme de croissant, qui soutiennent les arcades; 2° les *rivets*, placés aux parties antérieures de l'arcade postérieure, et qui servent à fixer les *crampons* qui leur correspondent. L'usage de ces derniers est de maintenir les courroies de charge. Une *bordure en cuivre* entoure la palette et l'arcade de derrière.

Près du point de réunion de l'arcade de devant avec chaque bande; et à la partie interne, se trouve une *mortaise*, par où passe l'étrivière.

En arrière de ces mortaises, sont deux *petits trous* qui donnent passage à des lanières qui servent à fixer la sangle du côté droit et le contre-sanglon du côté opposé.

Les parties latérales du siége sont fixées par des *lacets roulés*, qui passent par six petits trous placés à la partie supérieure des bandes et aux arcades.

A la partie supérieure du pommeau est un *crampon en cuir*, qui reçoit la courroie du milieu pour le manteau.

A la palette se trouve une mortaise pour loger la troisième courroie de charge.

Le *siége* sert à asseoir le cavalier.

Les *joncs de siége* fixent l'extrémité du siége aux arcades.

Les *fontes* et le *porte-hache* diffèrent peu de ceux de la selle, déjà écrite.

Enfin il y a encore des *courroies*, des *contre-sanglons*, etc., comme dans la selle de grosse cavalerie.

La *croupière* forme deux *fourches*, l'une qui va en avant et l'autre en arrière. La première se fixe par ses deux tiges à la selle, et l'autre aux deux branches du culeron.

Le *poitrail* a *un grand* et *un petit montant* et *une fausse martingale.*

Le *grand montant* fixe le poitrail au pommeau de l'arçon, et sert, au moyen de la boucle qui se trouve à l'extrémité du petit montant, à hausser ou à baisser le poitrail. Le grand montant est placé à droite.

La *fausse martingale* est fixée par son extrémité supérieure aux montants, et a postérieurement un œillet, qui donne passage à la sangle et au surfaix.

A la réunion de la fausse martingale et des montants, on place ordinairement des cœurs en cuir.

La *schabraque* de la cavalerie légère ne diffère de celle de la grosse cavalerie que par les pointes, qui sont plus longues.

La selle à la houssarde est placée sur une couverture en laine ployée en douze ou en seize, selon la grandeur.

Quelle que soit la selle, il importe pour que le cheval ne soit pas exposé à être blessé, qu'elle soit bien placée, et surtout que toutes les parties en soient parfaitement disposées.

Il faut que toutes les parties reposent unifor-

mément, parce que si un point est plus com-
primé qu'un autre, ce point doit être nécessaire-
ment blessé. Mais c'est principalement sur la
liberté du garrot et sur celle du rognon qu'il
faut porter toute son attention. Il faut que le
garrot et le milieu des reins, correspondant aux
vertèbres, ne touchent jamais la selle, quels que
soient les mouvements du cavalier et la pression
qu'il fait éprouver lorsqu'il est à cheval. Ainsi,
la main doit passer librement entre le garrot et
le collet, et il doit exister une assez grande distance entre le rognon et la liberté du rognon. Il
est indispensable que la couverture ne présente
pas de plis, et lorsqu'on la placera, il faudra
avoir soin de la faire aller plusieurs fois de devant
en arrière, afin que les poils ne soient pas relevés
et qu'ils soient dans leurs sens.

Quoique les blessures qui se déclarent ailleurs
qu'au garrot et au rognon soient moins graves,
il faut cependant chercher à les éviter. Ainsi, on
fera attention à ce que les panneaux soient doux
et uniformément rembourrés, que la croupière
ne soit pas tendue de manière à blesser le cheval
sous la queue, et que les sangles n'endommagent
pas la peau, principalement au passage des sangles.

Du Collier.

Le *collier*, pièce principale du harnachement du cheval de trait, est composé de parties en fer et de parties en cuir.

Les parties en fer sont les suivantes :

Deux attèles, tiges de fer placées presque en avant du collier, et s'étendant de la partie supérieure à la partie inférieure. A chaque extrémité d'attèle, inférieurement, se trouve un œil auquel on attache l'agraffe. Le supérieur est carré.

Deux anneaux ronds, pris à la partie supérieure de chaque attèle.

Deux anneaux carrés d'attèle, situés un peu inférieurement, faisant corps avec les attèles et servant à attacher la longe de trait.

Deux mailles de plate-longe, coulant dans les anneaux carrés d'attèles.

Une *agraffe*, réunissant le bas des attèles.

Deux anneaux doubles, attaches par où passent les traits, et unis à la longe de trait.

Les parties en cuir sont les suivantes :

La *verge et son chapeau*, parties rembourrées et situées en avant des attèles.

Le *corps du collier et sa coiffe*. Cette dernière est une plaque de cuir placée à la partie supérieure du corps du collier.

Les *mamelles*, qui forment la face interne du collier et qui font leur appui sur les épaules.

Les *blanchets*, qui correspondent aux mamelles et extérieurement placés.

La *chape de dragonne* et *son enchapure*, placées contre la coiffe, mais en arrière.

La *dragonne*, longe de cuir attachée à l'enchapure.

La *courroie d'attèle*, placée entre la coiffe et le chapeau.

Deux courroies trousse-harnais, attachées aux attèles vers leur tiers supérieur.

Deux longes de trait, ayant chacune un *anneau double*, placées au tiers inférieur du collier et attachées aux anneaux carrés des attèles.

Deux pièces de frottement, plaques de cuir placées contre les longes de trait.

Une *courroie d'agrafe*, attachée à l'agrafe.

Des Traits.

Les *traits* sont les cordages en chanvre à quatre torons, qui servent au tirage. Ils comprennent :

La *garniture de tête de trait*.

Le *crochet de trait*, passant par l'anneau de la longe de trait.

Le *crochet de tête de trait*, placé à l'extrémité de la tête de trait.

La *rondelle en cuir*, qui est prise dans une ganse naturelle.

La *chaîne de bout de trait*, se trouvant à l'autre extrémité du trait, ayant un maillon en forme d'œuf, garni de cuir à sa partie la plus large.

La direction des traits, dans le tirage, doit être, autant que possible, perpendiculaire à la face des épaules, afin, d'une part, que toutes les parties de la base de l'encolure et les épaules soient uniformément pressées par le collier, et, de l'autre, pour qu'il n'y ait pas décomposition des forces dans la direction des traits, et par conséquent perte dans les forces. Il faut en outre que les chevaux soient rapprochés du fardeau autant que faire se peut, en observant cependant de ne pas leur faire toucher le recul.

Des Fourreaux.

Les *fourreaux* sont deux tuyaux en cuir, dont un de chaque côté. A celui de droite est fixée la sous-ventrière; à celui de gauche, le contre-sanglon de sous-ventrière. Il y a à chaque fourreau deux *boucleteaux* et deux *chapes*; pour les chevaux de derrière, il n'y a qu'un boucleteau.

De l'Avaloire.

L'*avaloire* sert à retenir ou à faire reculer le fardeau. Elle embrasse le dessus de la croupe, le dessous des fesses et la partie antérieure des flancs. Elle présente les parties suivantes.

Le *bras du haut*, situé à la partie supérieure et antérieure, est une large bande de cuir présentant dans son centre une *plaque d'appui* qui touche la croupe, et une *plaque ovale* correspondant à celle-ci, mais placée sur la face supérieure du bras du haut. Cette plaque est percée de deux trous pour le passage de la longe de croupière.

Les *deux branches*, qui se croisent et qui partent du bras du haut et vont aboutir au bras de bas.

Le *bras de bas*, qui entoure les fesses, est formé d'une large bande de cuir.

Deux boucleteaux, avec leur *chape* et leur *plaque d'appui*, recevant l'extrémité du bras du haut.

Deux autres boucleteaux, ayant des *plaques d'appui* et des *chapes* prises dans les renforts des bras de bas. Ils reçoivent les branches.

Deux grandes boucles, et leurs *trois passants*.

Le cheval de devant n'a ni croupière ni plate-
longe.

La *plate-longe* est formée de trois épaisseurs
de cuir. Le *crochet* est pourvu d'un anneau.

Du Surfaix de Sous-Verge ou Mantelet.

Le *mantelet* comprend un *arçon en tôle* avec
un crochet rivé à deux courbures ; *quatre chapes*
avec *enchapure en tôle*, un *coussinet double*,
une *bande de cuir* formant le surfaix, une *longe
postérieure de croupière* et deux *contre-sanglons*.

Des Porte-Fourreaux.

Les *porte-fourreaux* sont formés de deux courroies réunies par une couture qui prend l'extrémité d'une branche et une partie de l'autre, et
terminée par une chape.

Les chevaux de devant ont seuls des porte-
fourreaux.

Du Bât.

Le *bât* est une espèce de selle qui sert au
transport des fardeaux à dos. Il comprend un
arçon, qui en fait la base solide, des *panneaux*

rembourrés, des *sangles*, une *croupière*, des *crochets* et des *courroies*, utiles au chargement.

La surface qu'on donne à la partie des panneaux qui appuie sur le dos est fort étendue, afin d'empêcher le cheval ou le mulet de se blesser. La charge balançant toujours, il est important, soit par la disposition des différentes parties du bât, soit par la bonne qualité de chacune de ces parties, d'empêcher l'animal de se blesser. Il faut surtout empêcher l'appui sur les éminences osseuses, appui qui blesse bientôt la peau.

§ 9.me

DES SOINS A DONNER AU CHEVAL EN GARNISON.

L'animal soumis à la domesticité est exposé à une foule de maladies, qui sont le résultat des écarts dans le régime auquel la domesticité l'assujettit. Faire disparaître, ou du moins atténuer l'influence fâcheuse de ces écarts, telle est la conduite qu'on doit avoir constamment en vue.

Il faut veiller à ce que tous les agents qui ont une influence sur le cheval, tels que l'air, la nourriture, le travail, etc., ne puissent pas lui nuire. On y parviendra en observant les principes que nous avons déjà établis et ceux que nous allons faire connaître.

La régularité dans l'application de plusieurs moyens hygiéniques est d'une indispensable nécessité; en effet, selon que la mise en pratique des mêmes moyens sera régulière ou irrégulière, les résultats seront avantageux ou fâcheux. Ainsi, avec la même nourriture et de la régularité dans son administration, on obtiendra la santé, tandis qu'avec de l'irrégularité dans les repas, la santé peut être compromise. Il en sera de même pour les pansages, le travail, etc.

La nourriture sera saine et assez abondante, sans l'être trop. Si la nourriture n'est pas suffisante, le corps ne peut pas réparer les déperditions qu'il fait; si elle l'est trop, la digestion se fait mal et l'assimilation ne peut avoir lieu. Une nourriture trop abondante peut être, en outre, dans le cas où elle serait digérée, la cause de maladies inflammatoires, etc.

Il faut que l'air des écuries soit aussi pur que possible. On le renouvellera souvent, en évitant cependant les courants d'air.

La propreté des écuries est d'une rigoureuse nécessité.

Le cheval sera bouchonné, lorsqu'il est en sueur, jusqu'à ce qu'il soit sec. Les jambes seront lavées lorsqu'elles seront couvertes de boue, et puis séchées au moyen de l'éponge. On doit même employer le lavage des jambes après l'exercice, quel qu'il soit, en ayant soin de les sécher autant que faire se peut. Cette précaution contribue à raffermir les tissus, à délasser le cheval et à prévenir les engorgements des extrémités.

On doit laver soigneusement, à la fin des pansages, toutes les ouvertures naturelles, telles que les naseaux, les yeux, etc. ; et, lorsqu'on revient des promenades ou des manœuvres, éponger les yeux et les narines, qui sont ordinairement couverts de poussière.

Il faut que les pansages soient parfaitement faits, pour que la peau soit débarrassée de la crasse et de la poussière, qui s'opposent à la transpiration, et pour que cette fonction s'exécute convenablement.

Il faut surtout chercher à donner aux cavaliers le goût des chevaux; leur persuader qu'ils doivent les aimer, s'ils veulent que ceux-ci s'attachent à eux; leur conseiller d'employer la douceur envers ces utiles animaux, et les empêcher de les brutaliser par les gestes ou par les paroles, et surtout s'opposer à ce qu'ils les battent. Combien de chevaux n'a-t'on pas rendus vicieux par de mauvais traitements ! Si quelquefois on est obligé d'employer des moyens de correction, il faut le faire sans colère, parce que l'homme qui est en colère n'est pas maître de ses actions. Toutefois il ne faudra faire usage de ces moyens qu'après que les moyens de douceur auront été épuisés. Il faut être bien persuadé que par la douceur on dompte beaucoup plus facilement les chevaux que par la crainte et les mauvais traitements.

On doit empêcher les saccades avec la bride ou le bridon. Ces mouvements brusques blessent la bouche en pure perte. On évitera les arrêts trop brusques. Les extrémités postérieures et les jarrets surtout en souffrent toujours.

L'exercice du cheval doit être subordonné à son âge, à sa force et à l'habitude qu'il a du travail.

Chez le jeune cheval, les tissus n'ont pas encore acquis la force et la consistance qu'ils doivent avoir plus tard. Un travail au-dessus de ses forces détériore ces tissus et occasione, par suite, l'usure des extrémités, la mauvaise direction dans les aplombs et des lésions internes ordinairement graves.

Le cheval qui, malgré un âge fait, n'aura pas la force nécessaire pour supporter le travail qu'on exige de lui, devra être ménagé et n'être soumis qu'à un travail proportionné à ses forces.

Le cheval habitué au travail le supporte plus facilement que celui qui n'y est pas habitué; aussi ce n'est que graduellement qu'il faut soumettre le cheval à la fatigue. Le travail est indispensable si l'on veut obtenir un bon service. Le cheval qui ne travaille pas ou qui travaille peu, ne peut point acquérir de force. Ainsi, si un travail excessif ruine le cheval, le défaut de travail l'énerve, use souvent les extrémités par un séjour trop prolongé dans l'écurie, et peut faire du meilleur cheval une rosse. L'exercice et le travail ont, en outre, l'avantage de soustraire les chevaux à l'influence nuisible d'un trop long séjour dans les écuries, séjour qui, en viciant l'air, est une des causes principales des maladies, et peut être de la morve.

On doit soumettre graduellement les chevaux aux allures auxquelles ils n'étaient pas habitués. Ainsi, par exemple, le cheval d'artillerie, qui, avant d'être acheté, n'a été employé qu'au roulage au pas, ne devra pas être soumis de suite aux allures précipitées qu'on exige dans cette arme. On ne doit pas même exiger ces allures si, par sa conformation, le cheval y est impropre.

Un repos bien entendu est cependant indispensable à la conservation de la santé. Il répare les forces épuisées et facilite l'exercice des fonctions. Il faut que pendant le repos le cheval puisse dormir. Trois ou quatre heures de sommeil lui suffisent. Il prend quelquefois le sommeil debout, en se soutenant sur trois extrémités, et en laissant alternativement reposer la quatrième. Cependant il vaut mieux que le cheval se couche pour dormir, parce que les extrémités s'usent moins vite et que le repos est plus parfait. Lorsque le cheval ne se couche pas, on est souvent en droit de supposer qu'il souffre de quelque viscère intérieur. Pendant que le cheval est couché, la respiration se faisant plus difficilement, il doit éprouver des douleurs ou de la gêne dans le cas où les poumons seraient lésés. Il en est de même pour les organes renfermés dans l'abdomen, qui se trouvent dans ce cas comprimés.

Les chevaux de remonte doivent être surtout l'objet des soins les plus assidus. Les changements dans le climat, les habitations, le régime, etc., les prédisposent à une foule de maladies.

Les cavaliers qu'on leur donnera pour les soigner seront choisis parmi ceux qui aiment le plus les chevaux et qui les soignent le mieux.

Une foule d'exemples prouvent que le cheval tient à son habitation, aux lieux où il a été élevé et aux habitudes qu'il a contractées. Aussi, lorsqu'il quitte ces lieux et ces habitudes, le voit-on souvent refuser toute nourriture et présenter, si nous pouvons nous exprimer ainsi, tous les signes d'une véritable nostalgie. Si dans cette position le cheval n'est pas traité avec douceur, il peut tomber malade ou devenir vicieux en se roidissant contre les mauvais traitements.

Si les chevaux de remonte paraissent se refuser d'abord à vivre en commun, il faut les y habituer insensiblement, les habituer aussi à tous les objets extérieurs qui peuvent les frapper.

On leur donnera une nourriture proportionnée à leur appétit, en la diminuant par conséquent pour les uns et en l'augmentant pour les autres. La nourriture ne sera pas trop échauffante, parce qu'ils sont principalement prédisposés aux maladies inflammatoires. Ainsi, une fois par jour, on pourra leur donner du barbotage.

On choisira pour eux les meilleures écuries, et on les tiendra constamment sur la litière, qu'on aura soin de tenir fraîche.

Tous les jours, lorsque le temps le permettra, on leur fera faire une promenade au pas. Cette promenade sera d'une à deux heures, et pendant les heures les plus convenables de la journée.

Enfin on mettra en pratique les sages mesures prescrites par les instructions rédigées pour les soins à donner aux chevaux de remonte.

§ 10.me

DES SOINS A DONNER AU CHEVAL EN ROUTE.

Avant de mettre le cheval en route, il faut l'y préparer, quelques jours à l'avance, par des marches de trois à quatre heures, avec le paquetage complet, pour l'habituer à la charge, et reconnaître les parties du harnachement qui peuvent le blesser.

Les allures, dans cette circonstance comme dans celle où le cheval quitte la garnison, peuvent différer selon le genre de service auquel est destiné l'animal. Ainsi le cheval d'artillerie et celui du train attelés à des pièces, à des caissons ou à des voitures, ainsi que celui qui est chargé de son collier, iront au pas. Les chevaux de cavalerie iront alternativement au pas et au trot. On choisira pour cette dernière allure le terrain le plus convenable, les plaines, par exemple.

L'allure constante au pas, qui n'est pas indispensable pour les chevaux de la cavalerie, a l'inconvénient de rendre le temps mis en route plus long, de permettre au cavalier de s'asseoir mal sur la selle, de changer souvent de position, de déranger le paquetage, et par suite de ces inconvénients de fatiguer le cheval et de le blesser.

L'allure au trot a l'inconvénient, lorsqu'on marche en colonne de route, de produire des à-coups, parce qu'il est impossible de maintenir les distances. En effet, avec cette allure, la gauche de la colonne est obligée d'aller quelquefois au galop lorsque la droite ne quitte pas le trot. On peut cependant obvier à cet inconvénient en ne trottant que par intervalles. Mais cette allure a l'avantage de forcer le cavalier à être toujours en selle sans s'abandonner, etprincipalement celui d'arriver plutôt : ce qui fait que les chevaux sont mieux pansés et se reposent plus longtemps. Le cavalier, en outre, ayant plus de temps à lui, peut aussi se reposer davantage.

Il faut, dans le cas où l'on marcherait quelquefois au trot, ne partir qu'au pas et n'arriver qu'à la même allure, afin que le cheval soit le moins possible en sueur en arrivant.

Après une heure de marche, environ, le cavalier mettra pied à terre pour ressangler son cheval, si les sangles se sont relâchées. Il s'assurera aussi si aucune des parties de la selle ne le blesse.

On pourra également faire mettre pied à terre de temps en temps et faire marcher les cavaliers pour soulager les chevaux. On choisira de préférence pour cela les descentes.

Il est convenable de ne faire voyager les chevaux que pendant le jour, en évitant, autant que possible, les heures les plus chaudes de la journée. On a dû renoncer aux voyages de nuit parce que les avantages étaient loin d'en compenser les inconvénients. Lorsque le cheval voyage pendant la nuit il se fatigue davantage, parce que sa marche n'est pas sûre et qu'il emploie à la route et à tous les préparatifs qui la précèdent le temps qui est indiqué pour le repos. Pendant la nuit, en outre, le cavalier n'est jamais bien à cheval. Le besoin du sommeil l'oblige à s'abandonner, et souvent des blessures sont la suite de sa mauvaise assiette à cheval. L'animal arrive fatigué à l'étape où la grande chaleur, la lumière, le bruit extérieur et les insectes l'empêchent de prendre la nourriture et le repos qui lui sont nécessaires.

En arrivant à l'étape, il faut bien bouchonner le cheval, lui laver les narines et les yeux, et lui éponger le bas des extrémités, si la chose est possible. On lui ôte la croupière et on ne le deselle que lorsqu'il ne sue plus. On mettra sous la selle, après avoir lâché les sangles, un peu de paille sèche, qui se chargera de l'humidité de la transpiration et qui facilitera le desséchement des panneaux. On renouvellera la paille aussitôt qu'elle sera humide. Si le cheval n'est pas sellé, on lui mettra sur le corps de la paille maintenue

par une couverture ou des surfaix. La couverture
seule a l'inconvénient de se charger de l'humeur
de la transpiration, qui, en se refroidissant sur le
corps, peut être la cause de plusieurs maladies.

Il faudra surtout éviter les courants d'air, et ne
pas rentrer les chevaux dans l'écurie si elle est
trop froide. Dans ce cas, si les circonstances le
permettent, il vaut mieux laisser les chevaux
dehors, jusqu'à ce que la température de leurs
corps se soit abaissée et que la sueur soit arrêtée.

La selle, lorsqu'elle est ôtée, doit être exposée
à l'air, les panneaux en dehors, de manière à les
faire sécher le plus complètement possible. Ils
seront ensuite battus pour faire disparaître leur
dureté, qui pourrait blesser le cheval.

Si le cheval est blessé on le fera visiter par le
vétérinaire. Il est nécessaire que le cavalier, quel
que soit le peu d'importance de la blessure, soit
mis à pied jusqu'à ce qu'il n'y ait pas de danger
pour la blessure. Une ou deux étapes faites à pied
suffisent souvent pour guérir une blessure, qui
peut devenir très grave si l'on néglige cette précaution.

S'il existe une blessure et si le cheval est obligé
de porter sa selle, il faudra la faire disposer de
manière à l'empêcher de faire son appui sur la
partie blessée. Ainsi on fera fortement rembourrer

les mamelles et la partie des panneaux qui correspond aux reins, dans le cas de mal de garrot et de mal de rognon; et l'on fera pratiquer des excavations nommées *chambres* à la partie des panneaux correspondant aux blessures.

Quant aux soins à donner aux chevaux en campagne, rien ne peut être établi d'une manière positive, attendu qu'on est obligé d'agir selon les circonstances où l'on se trouve. Cependant quelles que soient ces circonstances, il faut chercher à se rapprocher, autant que possible, des principes que nous avons établis déjà. Il faut veiller surtout à ne pas donner la nourriture par excès lorsqu'on est dans l'abondance, et faire arriver graduellement les chevaux à la nourriture accoutumée, si, dans des circonstances forcées, ils ont eu à éprouver des privations.

Le cavalier doit, principalement en campagne, faire preuve d'intelligence, d'activité et d'attachement à son cheval. Il doit des soins assidus à cet intéressant animal, qui tous les jours peut lui sauver la vie et lui faire acquérir de la gloire.

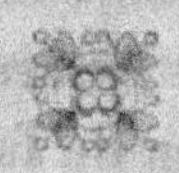

§ 11.me

DES RACES.

On a donné le nom de *races* dans le cheval à des variétés que présente cet animal, variétés qui sont transmises par la génération.

L'influence du sol, du climat, de la nourriture et de la domesticité a contribué à former les races.

On dit qu'un cheval a de la *race* ou *qu'il est de race* lorsqu'il doit son origine à des parents appartenant à des races distinguées, tels que les chevaux *arabes*, *barbes*, *persans*, *limousins*, etc. On désigne encore ces chevaux en disant *qu'ils ont du sang*. Cette dernière dénomination est particulièrement usitée pour désigner les chevaux qui présentent des traces d'origne orientale, d'origine arabe, par exemple.

Pour les chevaux communs, on dit qu'ils *sont de telle race*, en désignant le pays. Ainsi on dit : cheval de race *bretonne*, *percheronne*, *comtoise*, etc.

Le cheval de race se distingue aux caractères suivants : taille moyenne, corps svelte, peau fine, poils fins et courts, crins rares et soyeux, muscles dessinés, éminences osseuses prononcées, veines de dessous la peau apparentes, extrémités fines, tendons détachés, châtaigne et ergot à peine visibles, absence de crins aux extrémités, présence d'un très petit bouquet de poils seulement à la partie postérieure du boulet, sabot petit et dur, sole plus ou moins creuse, queue attachée haut, vigueur et aptitude à soutenir des courses pénibles.

Nous n'entreprendrons pas ici la description des différentes races, le cadre de cet ouvrage ne le permettant pas et les descriptions d'ailleurs n'en donnant qu'une faible idée. On peut, toutefois, si on le désire, consulter les ouvrages qui traitent des races, tels que le cours d'équitation militaire de Saumur, les ouvrages sur les haras par Huzard père et par Huzard fils, etc. Cependant nous conseillerons, avant tout, d'étudier les races sur les chevaux : c'est la meilleure manière d'apprendre à les connaître.

§ 12.me

DES MOYENS DE RECONNAITRE QUE LA SANTÉ EST ALTÉRÉE,

Et des premiers soins à donner au cheval supposé malade.

Quoique le vétérinaire soit seul compétent

pour connaître et traiter les maladies, il nous paraît convenable d'indiquer les principaux symptômes auxquels on reconnaît l'état maladif, et les premiers moyens à employer pour empêcher la maladie de s'aggraver.

On donne le nom de *maladie* à l'altération notable et permanente d'une ou de plusieurs fonctions de l'économie animale.

Il y a des affections qui, sans troubler les fonctions, présentent des altérations dans les tissus. Ces altérations, qui peuvent être plus ou moins nuisibles au service auquel on destine le cheval, ont reçu le nom de *tares*. Tels sont les vessigons, les molettes, les suros, les éparvins, les courbes, etc.

Un cheval est malade toutes les fois qu'il refuse la nourriture, lorsque cette nourriture est de bonne qualité et que le cheval n'est pas rassasié. Un refus momentané ne suffit pas pour constituer l'état maladif. Le cheval est encore malade toutes les fois qu'il est triste, abattu, moins vigoureux qu'il ne l'est habituellement; qu'il présente une altération notable dans la respiration et dans la circulation; qu'il maigrit; que le poil est plus terne que d'habitude, qu'il est *piqué*, c'est-à-dire légèrement hérissé sur le corps; qu'il y a présence dans les yeux ou dans les narines d'une humeur qui ressemble à du pus; que la bouche laisse échapper la salive; qu'il y a diarrhée ou constipation; que les membranes apparentes, telles que celle des yeux, des narines et de la bouche sont plus rouges ou plus pâles que dans l'état naturel; qu'il existe une douleur sur quelque partie du corps; que le cheval se couche et se relève alternativement; qu'il regarde, dans cette dernière circonstance, son flanc; qu"il se plaint; qu'il présente des tumeurs contre nature ou des plaies, et enfin qu'il boite plus ou moins.

Quant aux tares, elles sont apercevables sur la partie du corps où se trouve leur siège.

Les premiers soins à donner, lorsque le cheval paraît atteint d'une maladie interne, c'est-à-dire lorsqu'il présente des signes qui sont autres que les claudications, ou les tumeurs, ou les plaies, sont les suivants : le mettre à la diète, le séparer des autres, le placer dans l'endroit le plus sain de l'écurie, le bouchonner, lui mettre une couverture, et surtout s'abstenir de lui administrer des médicaments échauffants, tels que le vin, l'eau-de-vie, la canelle, le poivre, etc., ainsi qu'on le conseille trop souvent. La diète absolue ne convient pas au cheval. On peut lui donner de la paille et de l'eau blanche.

Après ces précautions prises, le vétérinaire

sera appelé sur-le-champ. Si le vétérinaire n'est point là pour pouvoir traiter le cheval, on pourrait, si les membranes des yeux, du nez et de la bouche étaient rouges, faire saigner le cheval.

S'il a des coliques, on lui administre des lavements d'eau de son ou d'eau de mauve; on le bouchonnera, et, si les coliques persistaient, on pourrait le faire saigner. Il est bien rare que la saignée soit contre-indiquée dans les coliques.

Si le cheval boite, on lève le pied et l'on s'assure s'il n'y a pas de clou ou d'autres corps qui se soient introduits dans le pied. Dans ce cas, on enlèvera le clou ou le corps qui aura pénétré, l'on amincira la corne autour de la plaie, et l'on fera mettre le pied dans l'eau froide pendant une demi-heure, en renouvelant ce bain plusieurs fois.

Si la cause de la claudication n'est pas apparente, il faut faire déferrer le cheval et sonder le pied, pour savoir s'il n'a pas été encloué, s'il n'a pas eu la sole brulée, s'il n'a pas des bleimes, etc.

Si le cheval boite à la suite de coups, on fera prendre un bain d'eau froide à la partie atteinte, mais seulement avant que l'inflammation ne se soit déclarée. Dans le cas où l'inflammation serait survenue, on appliquera sur la partie malade des émollients, tels que les lotions d'eau de mauves, les cataplasmes de mauves, de mie de pain, de farine de graine de lin, ou des onctions avec la graisse, le beurre frais, et mieux avec l'onguent populeum.

S'il y avait une plaie avec hémorragie, il faudrait mettre dans la plaie un tampon d'étoupes, qui suffit ordinairement pour arrêter l'hémorragie. Ce tampon serait assujetti avec de la toile ou maintenu à sa place par la main du cavalier.

Si c'est la selle ou une autre partie du harnachement qui ait occasioné la blessure, on disposera ces parties de manière à ce qu'elles n'appuient pas sur la partie blessée ; si au lieu d'une plaie il n'y a qu'une simple tumeur, on lavera la tumeur avec de l'eau vinaigrée ou avec de l'eau fortement blanchie par l'extrait de saturne.

Enfin s'il y a écoulement de matière par une ou par les deux narines, on isolera le cheval des autres chevaux. Le vétérinaire jugera ensuite si le cheval doit entrer à l'infirmerie.

Dans toutes les circonstances, le cheval doit être mis au repos et placé sur une bonne litière.

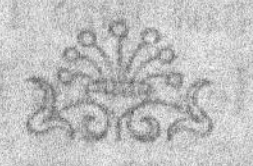

CHAPITRE QUATRIÈME.

DE LA FERRURE.

La ferrure consiste à parer, à rogner le sabot et à y appliquer un fer convenable.

L'art du maréchal est plus difficile qu'on ne pense généralement. Il exige de celui qui l'exerce de l'adresse, de la justesse dans le coup d'œil, une connaissance exacte de la conformation du pied, celle des aplombs et celle des allures.

L'état de nos routes, le pavé des villes rendent la ferrure indispensable. Si le cheval n'était pas ferré, sa corne s'userait trop facilement et bientôt il serait dans l'impossibilité de continuer son service. Cependant il ne faut pas se dissimuler que la ferrure a l'inconvénient de détériorer la corne, de changer la forme primitive du sabot et de s'opposer à l'écartement des quartiers, écartement indispensable pour empêcher, au moment de la percussion, la pression douloureuse des parties sensibles placées intérieurement.

§ 1.ᵉʳ

DES INSTRUMENTS NÉCESSAIRES POUR FERRER, DES CLOUS ET DES DIFFÉRENTS FERS.

Les instruments dont le maréchal se sert pour ferrer sont les suivants :

Le *brochoir*, petit marteau dont se sert le maréchal pour implanter les clous dans la corne.

Le *boutoir*, instrument en forme de pelle retrécie, servant à *parer le pied*, c'est-à-dire à couper l'ongle sur les parties où doit poser le fer.

Les *tricoises*, sorte de tenailles servant à enlever les clous, à couper leurs lames et à les river.

Le *rogne-pied*, portion de lame de sabre qui rogne la corne.

La *rape*, instrument en acier servant à unir les bords de la paroi.

Le *repoussoir*, petit poinçon servant à déboucher les fers et à chasser de la paroi les lames de clous qui y seraient restées.

Les *clous* diffèrent par leur grandeur, qui doit être proportionnée à la force de la paroi. Ils présentent *une tête, un collet, une lame* et *une pointe*.

La *tête* présente supérieurement quatre faces taillées en pointes de diamants. Inférieurement se trouvent également quatre faces ayant une disposition semblable et se logeant dans l'étampure.

Le *collet* se trouve au point de réunion de la tête avec la lame.

La *lame* est aplatie, et doit être, pour la force, proportionnée au reste du clou et à l'épaisseur de la paroi qu'elle doit traverser. Trop forte, elle détériore la paroi; trop mince, elle est susceptible de se couder.

La *pointe* termine la lame. Le maréchal lui donne une préparation nécessaire pour qu'elle entre et sorte facilement de la corne. Cette préparation a reçu le nom d'*affilure*.

Les *clous à glace* diffèrent des clous ordinaires par leur tête, qui est plus grosse et plus pointue.

Le fer à cheval est forgé avec un ou plusieurs morceaux de fer. S'il n'est formé que d'un seul morceau, le morceau est nommé *lapin ordinaire* ou *de barre*. Si l'on se sert de plusieurs morceaux réunis ensemble, le lapin est *bourru*. Généralement le fer forgé avec un lapin bourru est plus liant et de meilleure qualité que l'autre.

Le fer à cheval est une bande de fer aplatie, plus ou moins large, contournée sur son épaisseur, ayant la forme du pied auquel elle est fixée par des clous. On y reconnaît plusieurs parties.

Deux faces, une supérieure qui répond au bord inférieur de la paroi; l'autre inférieure, correspondant au sol.

Deux bords ou *rives*, l'une interne, et l'autre externe, qui est la plus considérable.

La *pince*, correspondant à la pince du pied. La partie de la rive interne, qui correspond à la pince, a reçu le nom de *voûte*.

Les *mamelles*, qui correspondent aux mamelles du pied.

Les *branches*, correspondant aux quartiers.

Les *éponges*, qui correspondent aux talons.

Les *étampures* sont des trous allant en se rétrécissant de la face inférieure à la face supérieure, et servant à loger une portion de la tête du clou et à laisser passer la lame. L'étampure se rapproche plus ou moins du bord externe ; lorsqu'elle est près de ce bord, le fer est *étampé à maigre;* si elle s'en éloigne, il est *étampé à gras.* La branche externe doit être étampée à maigre et la branche externe à gras.

Les *crampons* sont des espèces de crochets terminant les éponges et se courbant sur elles à angle droit. On les place le plus ordinairement aux fers de derrière. Quelquefois il n'y a qu'un crampon à la branche externe et un petit crampon à la branche interne replié et faisant corps avec elle, et auquel on a donné le nom de *mouche*. Les crampons servent à assurer la marche du cheval en l'empêchant de glisser.

Les *pinçons* sont des prolongements pris sur l'épaisseur du fer, ayant pour usage d'assurer la solidité de la ferrure. Les fers de derrière principalement sont pourvus de pinçons en pince.

Le fer de cheval, qui, dans tous les cas, doit suivre la conformation du pied, diffère selon qu'il est pour le pied de devant ou pour le pied de derrière. Le fer de devant est plus arrondi, d'une épaisseur plus uniforme et a des étampures en pince. Le fer de derrière est plus ovale, plus épais en pince, plus mince en éponges, et a les étampures placées sur les branches et plus rapprochées des talons.

On a établi des mesures pour indiquer le rapport qui devait exister entre les différentes parties du fer ordinaire. Voici les proportions établies.

1° Pour les fers de devant :

La longueur totale du fer doit être de quatre fois la longueur de la pince prise entre les deux étampures du milieu et allant de la rive externe à la rive interne vers la voûte, plus, une fois l'épaisseur du fer. De l'une à l'autre branche extérieurement, vers le centre du fer, il doit y avoir quatre fois la longueur de la pince.

L'épaisseur du fer doit être du quart de la longueur de la pince.

Les étampures, qui sont au nombre de huit, seront uniformément réparties, en plaçant le centre des deux dernières à une distance de l'extrémité de l'éponge, égalant la moitié de la longueur de la pince; plus, l'épaisseur du fer; par conséquent, les trois quarts de cette longueur de la pince. Les étampures seront placées, pour la branche externe, de manière à ce que leur centre soit éloigné de la rive externe d'une distance égale à la moitié de la longueur des éponges. Pour les étampures de la branche interne, la distance sera moins considérable.

Le fer doit être d'une épaisseur égale partout. Il peut être un peu plus *couvert*, c'est-à-dire plus large en pince qu'aux éponges.

L'*ajusture* sera disposée de manière à ce que la pince se relève en bateau dès la seconde étampure; en talons, d'une fois l'épaisseur du fer, et de la moitié de cette épaisseur vers les éponges.

2° Pour les fers ordinaires de derrière:

L'épaisseur de la pince sera le tiers de la distance de la rive externe à la rive interne de cette partie.

Le tiers de la largeur de la branche donne l'épaisseur de cette branche, et le tiers de la largeur de l'éponge donne son épaisseur.

Les étampures seront espacées de manière à partager le fer en neuf parties égales.

Le fer, selon les armes, doit avoir le poids suivant :

Cavalerie légère, de   350 à 400 grammes.
—   de ligne,   370 à 430
—   de réserve,   450 à 500
Chevaux de trait,   500 à 600

Outre le fer ordinaire, il existe encore plusieurs fers ayant des formes variées, et qu'on emploie, soit pour remédier à la conformation vicieuse du pied, soit pour redresser les aplombs, soit enfin comme moyens chirurgicaux pour la guérison de certaines maladies. Nous ne nous occuperons pas de ces derniers, qui sont du ressort de la chirurgie vétérinaire. Voici les principaux fers qu'on met en usage dans les deux premières circonstances.

Fer à éponges tronquées ou *à lunette*. Ce fer est celui auquel on a supprimé les éponges. La partie qu'on supprime équivaut à toute la longueur de la pince. L'extrémité du fer doit se terminer en biseau de manière à pouvoir s'encastrer dans la corne. On l'emploie dans le cas d'encastelure, pour favoriser l'écartement des talons. On le met aussi en usage chez les chevaux qui *forgent*, c'est-à-dire qui, en trottant, attrapent les éponges des fers de devant avec les fers de derrière.

Lafosse, célèbre maréchal, ayant reconnu les inconvénients de la ferrure ordinaire, qui s'oppose à l'écartement des talons, avait conseillé de l'employer sur tous les chevaux. L'usage n'en a pu être adopté parce que les talons s'usaient trop vite. Cependant on pourrait l'employer avec avantage chez les chevaux qui ne sont pas obligés de marcher sur le pavé.

Fer à une éponge tronquée. Ce fer n'a qu'une éponge tronquée, le plus ordinairement l'éponge interne. Il est employé lorsque le cheval se couche en vache.

Fer à éponges réunies ou *à planche.* Ce fer présente une bande transversale qui réunit les deux éponges. On le met en usage pour écarter les talons. Dans ce cas, il faut que la fourchette soit bonne, afin qu'elle puisse présenter un appui à la traverse. On l'emploie encore dans le cas de bleimes, pour que l'appui ne se fasse pas sur les talons. Lorsque la fourchette est bonne, l'appui, quel que fort qu'il soit, n'est point douloureux.

Fer couvert. C'est celui qui a plus de largeur

que le fer ordinaire. On l'emploie toutes les fois que la sole a besoin d'être protégée, pour les pieds plats et pour les pieds combles, par exemple.

Fer à branches couvertes. Les branches seulement sont couvertes. Son emploi est indiqué par la conformation de la sole.

Fer à une branche couverte. C'est celui qui a une seule branche couverte. On le met en usage s'il ne faut protéger qu'une partie de la sole.

Fer à étampures irrégulières ou à caractère. Ce fer a les étampures irrégulièrement placées. On l'emploie pour les pieds dérobés ou dans le cas où il y aurait quelque plaie à la paroi. Les étampures sont placées vis-à-vis les parties de la paroi qui peuvent recevoir les lames des clous.

Fer à pince prolongée. Il a la pince prolongée en avant. Il est employé, antérieurement, pour les chevaux brassicourts ou arqués; postérieurement, pour les chevaux rampins. On emploie souvent ce fer dans la ferrure du mulet. Dans ce cas, la pince est fortement prolongée. Il est nommé alors *fer à la florentine*.

Fer à pince tronquée. C'est le fer auquel on a donné moins de longueur en pince. On l'emploie principalement pour les pieds postérieurs, chez les chevaux qui forgent.

Fer à voûte tronquée. Ce fer a une échancrure

vers la voûte. Il est mis en usage lorsque le cheval forge en voûte.

Fer à bosse. Il a une éminence plus ou moins considérable, ordinairement sur une des branches. Il sert à rétablir les aplombs.

Fer à la turque. Ce fer a une branche du double à peu près de son épaisseur. Cette épaisseur est prise aux dépens de sa largeur. Comme cette branche ne peut pas avoir d'étampures, on les rapproche sur le reste du fer. Il est employé dans le cas où le cheval se coupe et pour le cheval panard. C'est la branche interne qui est rétrécie alors. Si le cheval était cagneux, on pourrait l'employer en rétrécissant la branche externe.

§ 3.me

DES PRÉCAUTIONS A PRENDRE AVANT DE FERRER,

Et de la manière d'appliquer le Fer.

Si pour ferrer le cheval il est avantageux que la ferrure ne soit pas trop ancienne, parce que alors le cheval est mal à son aise, que les articulations souffrent et que les aplombs peuvent être faussés, il est avantageux aussi de ne pas renouveler la ferrure trop souvent, parce que, dans ce cas, le pied peut souffrir et que la paroi peut être altérée par le passage trop fréquent des lames des clous.

On ne peut pas dire au juste combien une ferrure doit durer. Cela est subordonné à l'usure et à la solidité du fer et à la longueur de la corne. Cependant, règle générale, les chevaux doivent être ferrés toutes les cinq ou six semaines.

Le cheval a besoin d'être ferré lorsque le fer est usé en totalité ou en partie, que les rivets sont ébranlés et que la corne est trop longue.

Il faut, avant de ferrer, s'assurer de la docilité du cheval.

Si le cheval n'est pas docile, il faudra mettre en usage d'abord tous les moyens de douceur qu'on pourra imaginer. Ainsi, on le caressera de la voix et du geste; on lui passera la main sur les yeux; on ne l'attachera pas; on lui donnera à manger de l'avoine, du pain et même du sucre; on lui bandera les yeux; on le fera trotter quelques heures avant de le conduire à la forge; on placera près de lui un cheval qu'il affectionne; on le ferrera dans l'écurie, s'il craint la forge, etc. Il est bien entendu que ces moyens ne seront employés que successivement, jusqu'à ce qu'on aura trouvé celui qui convient.

Si ces moyens sont insuffisants, on emploiera les moyens de contrainte, qui seront mis en

usage sans colère et sans mauvais traitement.
Parmi ces moyens, les uns sont douloureux tandis que les autres ne font pas souffrir. Les premiers sont les *morailles*, le *serre-nez* et le *mors d'Allemagne*. Les deux premiers sont connus.
Le dernier consiste dans une corde de la grosseur du doigt passée dans la bouche du cheval et attachée sur la nuque en formant une anse, qu'on rétrécit à volonté en la tordant par le secours d'un morceau de bois. La douleur se fait sentir à la commissure des lèvres.

Les seconds moyens de contrainte sont l'*entrave* avec la *plate-longe* et le *trousse-pied*. Nous ne décrirons pas ces instruments, que tous les maréchaux connaissent ; nous ferons cependant observer qu'on ne doit les employer qu'à la dernière extrémité, et en prenant des précautions pour que les chevaux ne se blessent pas dans les mouvements désordonnés qu'ils feront.

Avant de déferrer le cheval, le maréchal examinera le pied, les aplombs, et s'assurera des allures, parce que, pour que le cheval soit convenablement ferré, il faut que par la ferrure on cherche à remédier à ce qu'il y a de défectueux sur ces différents points. Il faut donc que le fer soit fabriqué et placé de la manière la plus convenable pour cela.

Après ces précautions prises, le cheval sera attaché à un corps résistant, en ayant soin de ne pas lui passer la longe du licou dans la bouche, ni tout autre corps, parce que le cheval peut blesser sa langue s'il fait un mouvement extra-ordinaire ou s'il vient à tirer au renard.

On fait ensuite lever le pied par le cavalier, en ayant soin de le faire doucement et sans secous-ses. Ainsi, pour le pied gauche de devant, il passera de ce côté la main droite sur la crinière, il la descendra insensiblement jusqu'au pâturon, qu'il saisira de manière à lui faire quitter le sol. Immédiatement après, il saisira le pâturon avec les deux mains, pendant qu'il portera son corps du côté du poitrail. Il portera en même temps la jambe gauche en avant, de manière à y faire ap-puyer le genou du cheval. Il faudra qu'il tienne son corps droit. Pour le pied droit, il suivra une marche analogue en commençant avec la main gauche.

S'il s'agit du pied droit de derrière, l'aide, après avoir prévenu le cheval de la voix, lui passera la main gauche sur le dos et la glissera jusqu'à la base de la queue, et de là jusqu'à la face interne du jarret et du canon. Lorsque la main est arri-vée au pâturon, l'aide le saisit avec la main de manière à détacher le pied du sol, le prend en forçant le cheval à le fléchir, et avance sa jambe gauche de manière à y faire appuyer tout le canon. Les deux mains alors saisiront le pàturon. Le bras de l'aide se trouvera porté en dedans, de manière à prendre le jarret du cheval entre le corps et ce bras. Il faut que l'aide ne s'appuie pas sur le cheval, pour ne pas engager celui-ci à prendre un point d'appui sur lui.

Dans tous les cas, les pieds ne doivent pas être portés trop haut ni trop écartés du corps. Sans cela on fait éprouver des souffrances au cheval.

Si le cheval retire le pied, celui qui le tient lui résistera en se prêtant cependant à ses mouvements. Si ces mouvements sont trop violents, l'aide làchera le pied, mais ce ne sera qu'à la dernière extrémité, parce qu'il est urgent de faire sentir sa force au cheval, pour lui faire perdre l'habitude de se défendre. Enfin il est bon que l'aide sache qu'en tenant le pied par la pince et en l'élevant plus que les talons, on maintient mieux le pied du cheval qui se défend, parce qu'on le soumet à une flexion douloureuse et qu'on lui enlève une partie de ses forces.

Le pied étant levé, le maréchal, pour déferrer, commence à frapper sur le fer avec le brochoir pour prévenir le cheval. Il casse avec le rogne-pied la partie des lames qui avait été rivée. Il passe ensuite un des mors des tricoises entre le fer et le pied, fait un léger mouvement de bascule afin de détacher le fer, et comme les têtes des clous ont été soulevées par ce mouvement, il les saisit une à une avec les tricoises et les enlève. Il les examine à proportion qu'elles sortent, afin de s'assurer si toute la lame est sortie. Si une portion de la lame était restée dans la corne, il faudrait l'en retirer, parce qu'elle ferait couder la nouvelle lame et pourrait occasioner une pression douloureuse sur les parties sensibles. La portion de clou restée dans la corne est nommée *retraite*.

Si le pied est douloureux, au lieu de faire éprouver au fer le mouvement de bascule avec les tricoises, il faut soulever, à petits coups, avec le rogne-pied, la tête des clous et les enlever ensuite.

Le pied étant déferré, le maréchal le nettoie avec le rogne-pied et enlève les portions de lames des clous qui auraient pu rester sur le bord de la paroi.

Il prend ensuite le boutoir de la main droite, l'appuie fortement contre son corps, et pare le pied en enlevant par couches minces toute la corne inutile.

La paroi doit être uniformément parée partout. Il faut surtout, pour que le pied ne se trouve pas de travers, que le maréchal se méfie de la facilité qu'il éprouve à parer le quartier interne du pied gauche et le quartier externe du pied droit. Cette facilité peut, en faisant plus parer ces quartiers que ceux qui leur correspondent, donner une fausse direction à ces parties, dont on s'aperçoit facilement après que le pied a été mis par terre.

La sole ne doit pas être trop affaiblie. Il faut enlever les parties qui se détachent et qui paraissent ne plus faire partie de sa substance.

La fourchette surtout doit être ménagée. On n'enlèvera que les parties qui se détachent par lambeaux. Lorsqu'on la pare trop, elle se dessèche, suppure quelquefois, et comme la bande qui entoure le biseau et qui n'est qu'une continuation de la fourchette se trouve desséchée, il en résulte une compression douloureuse du bord supérieur de la paroi.

Lorsque le pied est paré, le maréchal prépare son fer, soit qu'il le forge dans ce moment, soit que, le fer étant forgé, il n'ait qu'à lui donner la tournure du pied et celle exigée par les aplombs et par les allures. L'ajusture n'est donnée qu'alors. Cette ajusture, partie importante de la ferrure, doit être établie d'après les proportions que nous avons indiquées.

Le fer étant ajusté, on le présente sur le pied pour voir s'il a la tournure et l'ajusture convenables.

Le fer est généralement présenté chaud sur le pied, afin de reconnaître les parties inégales, et qui, faisant saillie, sont brûlées par le fer. Il faut avoir soin de ne l'appliquer que lorsqu'il aura perdu une grande partie de sa chaleur, lorsqu'il est d'un rouge brun, par exemple. On aura soin aussi de le laisser le moins possible sur la corne. Sans ces précautions, on dessèche la corne et on finit par la désorganiser. Il peut même arriver que, si la chaleur est trop intense, elle irrite les parties sensibles et détermine une inflammation qui peut avoir des suites fâcheuses. Lorsque l'action de la chaleur est peu vive, la sole a été *échauffée*; si elle l'est davantage, elle a été *brûlée*.

On enlèvera avec le boutoir les parties noircies par le fer, afin que l'appui soit uniforme et que le fer porte justement sur le bord inférieur de toute la paroi. Sans cela, le fer vacillant, le cheval marcherait mal et la ferrure ne serait pas solide.

Si, pour éviter les inconvénients et les accidents qui résultent de la ferrure à chaud, on veut employer la *ferrure à froid*, on commence à parer le pied à fond et également partout. Le fer étant ajusté, on le présente à froid sur le bord de la paroi, et, lorsqu'on s'est assuré qu'il prend bien le contour et l'assiette du pied, on l'attache.

La ferrure à froid a de grands avantages. Elle prévient le desséchement de la corne et ne donne pas lieu aux accidents qui résultent de l'application d'un fer trop chaud. Elle est indispensable pour les pieds qui ont une tendance à se resserrer. Pour la pratiquer, cependant, il faut que l'ouvrier soit habile, et surtout qu'il ait une grande justesse dans le coup-d'œil. La difficulté principale de cette ferrure, c'est d'asseoir uniformément le pied partout. Si le fer n'a pas un appui égal sur toutes les parties, il vacille, et la ferrure est peu solide.

On a depuis peu inventé, pour l'emploi de la ferrure à froid, un instrument nommé *podomètre*, qui consiste dans une suite de petites pièces de fer unies au moyen de charnières mobiles. Cet instrument donne la longueur et la largeur du pied, ainsi que le contour de la paroi ; mais il nous semble qu'il n'est propre ni à donner l'ajusture ni à doner le moyen de régulariser l'appui du fer. Lorsque l'instrument perfectionné donnera

les moyens de s'assurer de ces deux points difficiles de la maréchalerie, il pourra être employé
avec avantage. Jusque-là nous croyons que des
brins de paille, des morceaux de fil de fer, une
feuille de papier ou de plomb, ou la vielle dé-
ferrée, pourront, comme lui, indiquer la longueur, la largeur et la forme de la partie inférieure de la paroi.

Dans la ferrure à froid, comme dans la ferrure
à chaud, lorsque l'appui du fer est tel qu'on peut
le désirer, il faut l'assujettir. On implantera
d'abord deux clous, un de chaque côté, dans l'é-
paisseur de la paroi, et le pied étant mis à terre,
on examinera si le fer est dans de justes proportions. L'action d'implanter les clous est appelée
brocher. Si le fer est convenablement placé, on
continuera à brocher de manière à ce que les
lames sortent à une égale distance l'une de l'autre
et à peu près à une égale hauteur, en observant
que les clous brochés au quartier interne doivent
l'être un peu moins haut que ceux du quartier externe : cela, à cause de la faiblesse du premier de ces
quartiers. Il est bon de faire observer que le fer
de ce quartier ne doit pas déborder la corne,
tandis que, pour le quartier externe, le fer doit
commencer à déborder à compter de la troisième
étampure en partant de la pince, et en augmen-

tant insensiblement jusqu'à l'extrémité de l'é-
ponge, de manière à déborder, à l'extrémité de
cette dernière partie, d'une fois l'épaisseur du
fer. Lorsque le fer déborde sur ses rives, on dit
qu'*il a de la garniture*. Le fer ne doit pas avoir
de garniture au quartier interne, parce que le
cheval pourrait se couper, inconvénient qui n'est
pas à craindre pour le quartier externe, qui, en
outre, étant un peu plus oblique, déborderait
bientôt le fer si celui-ci ne le contenait pas.

Au fur et à mesure que le maréchal broche les
clous, il relève la lame de manière à la coucher
contre la paroi.

Lorsque tous les clous sont brochés, pour les
river, le maréchal frappe avec ménagement sur
chaque tête de clou afin de l'enfoncer. Il a, pendant qu'il frappe, la précaution d'appuyer le
mors des tricoises contre le fer ou sous le pli de
la lame. Il coupe ensuite les lames avec les tricoises, le plus près possible de la paroi; pratique avec le rogne-pied une encastrure dans la
paroi pour loger la partie de la lame qui doit
être rivée, et fait rentrer cette portion de la lame
dans cette encastrure, en frappant à petits coups
et en soutenant la tête du clou avec les tricoises.

Ordinairement après cette opération le maréchal, pour rendre son ouvrage plus propre, rape

toute la paroi. Il suffit de connaître l'organisation de cette partie pour sentir combien cette opéra- peut avoir d'inconvénients. En effet, en rapant, on enlève la partie onctueuse de la paroi et l'on favorise par conséquent sa dessication. Ensuite, comme la rape ne suit pas la direction des fibres de la corne, on peut les ébranler et déterminer leur désunion. On peut cependant, sans grand inconvénient, permettre de raper toute la partie située au-dessous des rivets.

Si le fer a des pinçons, on les abat avec le bro- choir de manière à les appliquer contre la paroi.

A ces principes nous ajouterons les suivants.

Il faut que le pied bien conformé soit unifor- mément paré partout, en évitant d'enlever trop de corne ; que le fer ait les proportions que nous avons indiquées ; qu'il ne déborde pas trop ; qu'il ait assez de largeur dans les branches pour pro- téger la sole, sans cependant que cette largeur, qui ne pourrait avoir lieu qu'en augmentant le poids du fer ou en diminuant son épaisseur, soit trop considérable ; que le fer ne soit ni trop léger ni trop pesant. Dans le premier cas, il ne durerait pas assez, et pourrait, en fléchissant, comprimer la sole ; dans le deuxième, il fatiguerait les mem- bres du cheval. Que l'épaisseur soit égale partout, afin qu'il ne fausse point les aplombs ; qu'enfin il soit étampé plus gras du côté externe que du côté interne. Si le fer était étampé trop gras du côté interne, le quartier de ce côté étant plus mince, les lames pourraient atteindre les parties vives.

§ 3.me

FERRURE DES PIEDS DÉFECTUEUX.

Pied trop grand. Parer peu le pied, mettre un fer ordinaire, mais plus léger, étampé plus maigre. Clous à lame mince.

Pied trop petit. Parer l'ongle dans toute son étendue, en retrancher le plus possible. Fer ordinaire ayant peu d'ajusture. On secondera les effets de la ferrure en mettant sur la corne des corps gras, de la bouze de vache, etc.

Pied plat. Parer le pied également. Toucher aussi peu que possible à la sole et à la fourchette. Fer couvert et peu épais, et ayant assez d'ajusture pour que la sole ne porte pas dessus.

Pied comble. Abattre le bord inférieur de la paroi, ménager la sole et la fourchette. Fer couvert, mince et ayant une ajusture appropriée à la sole. Les éponges ne doivent pas gêner la fourchette. Le fer sera étampé maigre, surtout en

pince. Pour consolider la ferrure, on met généralement un pinçon en pince.

Pied encastelé. Abattre fortement les quartiers
et les talons, ne toucher ni aux arcs-boutants ni
à la fourchette, qui, par leur pression, doivent
faire écarter les quartiers. Fer à éponges tronquées, si le cheval ne doit pas marcher sur le
pavé, ou à éponges réunies dont la traverse fera
son appui sur la fourchette, si le cheval doit marcher sur le pavé. Pour seconder les effets de la
ferrure, emploi de substances grasses sur la
paroi.

Pied à talons serrés. Même ferrure et mêmes
précautions que pour le précédent.

Pied trop long en pince. Ce défaut a souvent
lieu chez le cheval long jointé. Les talons sont ordinairement bas. Il faut raccourcir le plus possible
la pince, ménager les talons. Fer ordinaire étampé
bien maigre en pince. Les éponges seront épaisses.
Les lames des clous seront déliées et brochées
maigre.

Pied trop court en pince. Abattre les quartiers,
les talons et la fourchette; ménager la pince. Fer
ordinaire à éponges minces.

Pied cerclé. Cette défectuosité est le résultat
d'une maladie, souvent de la fourbure. La ferrure
sera en rapport avec la conformation du pied. Il

faudra amincir, avec un instrument tranchant, les cercles transversaux qui se trouvent sur la paroi, et employer les corps gras sur cette partie.

Pied creux à talons hauts. Abattre considérablement les talons. Fer garnissant en pince et dont les étampures se rapprochent du talon.

Pied à talons bas. Parer la pince et les quartiers. Ne toucher ni aux talons ni à la fourchette. Les étampures du fer seront le plus possible en pince. Celle-ci sera un peu courte, pour soulager les talons.

Pied à talons faibles. Ces talons fléchissent facilement. Parer la pince et les quartiers, ménager les talons. Fer à planche, dont la traverse fera son appui sur la fourchette.

Pied à fourchette grasse. La fourchette grasse accompagne ordinairement les pieds mous, ou combles, ou à talons bas. La ferrure sera faite selon la conformation du pied. Les astringents, tels que le vinaigre mêlé avec de la suie, une dissolution de sulfate de fer, etc., appliqués sur la fourchette pourront lui donner de la consistance.

Pied à fourchette maigre. Ce pied est ordinairement encastelé ou a les talons serrés. Parer comme pour le pied encastelé. Fer à éponges réunies, la traverse ayant assez d'épaisseur vers la fourchette pour appuyer sur elle.

Pied faible. C'est celui dout la corne n'a pas l'épaisseur convenable. Ce pied est exposé à être piqué. Parer comme pour le pied ordinaire, en faisant cependant attention à ne pas aller trop profondément. Fer léger un peu couvert, étampures peu espacées et percées maigre. On doit ferrer à froid dans la crainte de chauffer la sole.

Pied mou ou gras. La corne dans ce pied a peu de consistance. Ferrer comme pour le précédent.

Pied dérobé. Parer uniformément. Enlever tous les lambeaux de corne qui se détachent, afin que l'accroissement de la corne soit régulier. Fer à étampures irrégulières. Les étampures seront placées de manière à correspondre à la bonne corne. Si l'on craint que la ferrure ne soit pas solide, on lèvera des pinçons sur les parties dépourvues d'étampures.

§ 4.me

FERRURE A EMPLOYER SELON LES APLOMBS

Et certaines défectuosités dans les allures.

Pied rampin. Parer fortement les talons pour rejeter le poids du corps sur ces parties ; ne pas toucher à la pince. Fer épais en pince, débordant dans cette partie et mince en éponges. Étampures rapprochées des talons. Plus la défectuosité sera considérable, plus le fer débordera et se relèvera en pince.

Pied panard. Abattre le quartier externe et ne pas toucher à l'interne, ou du moins le ménager. Si le défaut n'est pas grave, fer ordinaire. Si le défaut est prononcé, fer à la turque, ou à bosse sur la branche interne. Le cheval panard se coupant ordinairement, le quartier interne doit déborder le fer.

Pied cagneux. Employer une ferrure diamétralement opposée à la précédente, seulement la branche externe du fer devra avoir de la garniture.

Cheval court jointé ou *droit sur ses membres.* Abattre les talons et les quartiers, ménager la pince. Fer ordinaire ayant la pince un peu plus épaisse et légèrement relevée. Éponges courtes et peu épaisses.

Cheval long jointé. Abattre la pince; ne toucher que peu ou point aux talons. Fer un peu mince en pince et un peu épais en éponges.

Cheval arqué et *cheval brassicourt.* Abattre les talons et ménager la pince. Fer ordinaire, cependant un peu épais et relevé en pince. Éponges amincies, légèrement en biseau.

Cheval sous lui de devant. Abattre les talons. Fer un peu épais en pince et à éponges amincies.

Cheval sous lui de derrière. La ferrure doit être l'inverse de la précédente, la hauteur sera donc plus considérable vers les talons.

Cheval qui forge. Le cheval forge en éponges ou en voûte en touchant les éponges ou la voûte des fers de devant avec la pince des fers de derrière. Ce n'est que pendant le trot que le cheval forge. Les jeunes chevaux et ceux qui ne sont pas habitués aux allures précipitées forgent souvent. Le temps dans ces cas fait disparaître ces défauts. Parer comme pour le pied ordinaire; ne pas toucher aux talons. Pour le cheval qui forge en éponges, fer à éponges tronquées terminées en biseau et incrustées dans les talons, qui, par ce moyen, se trouvent au niveau du fer. Si le cheval forge en voûte, fer à voûte échancrée. Dans ce cas et dans le premier, si le défaut est grave, le fer du pied postérieur aura la pince tronquée.

Cheval qui se coupe. Parer le pied uniformément; fer à la turque ayant sept étampures dont cinq sur les branches et deux aux mamelles. La branche qui est rétrécie sera arrondie, un peu courte et débordée par le quartier.

Cheval qui se couche en vache. Parer uniformément, ne pas toucher au talon interne. Fer à éponge interne tronquée, amincie, et s'incrustant dans le talon, qui par ce moyen se trouve au niveau de l'éponge du fer.

CHAPITRE CINQUIÈME.

VOCABULAIRE

Des principales maladies et tares qui affectent le cheval.

ABCÈS. Collection de pus formé dans le tissu cellulaire ou dans une cavité. Les abcès placés dans les articulations, dans les gaînes des tendons, ou qui se trouvent placés de manière à ce que le pus ne puisse pas facilement couler au dehors, sont les plus dangereux et les plus difficiles à guérir. Les abcès peuvent se déclarer sur toutes les parties du corps.

ALBUGO ou *taie*. Maladie de la partie antérieure de l'œil nommée *cornée lucide*, dans laquelle cette partie a perdu entièrement ou en partie sa transparence, et présente une tache blanche plus ou moins étendue. Plus la tache est considérable et située vers le centre de la cornée lucide, plus elle s'oppose à la vision.

AMAUROSE ou *goutte-sereine*. Cette maladie est due à la paralysie du nerf optique. Selon que la paralysie est plus ou moins complète, la vision est plus ou moins diminuée ou même complètement détruite. On la reconnaît au défaut de contractilité de la pupile. Le cheval a ce qu'on appelle l'œil *en cul de verre*.

ANASARQUE. Hydropisie générale de tout le tissu cellulaire.

ANÉVRISME. Dilatation contre nature d'une portion du cœur ou d'une artère.

ANGINE. Inflammation de la membrane qui tapisse l'arrière-bouche. Quelquefois cette inflammation se déclare seulement sur la membrane qui recouvre le larynx, qui est la partie supérieure du conduit qui sert au passage de l'air dans les poumons; d'autres fois elle n'atteint que la membrane qui recouvre le pharynx, qui est le point supérieur du conduit alimentaire nommé œsophage. Selon qu'elle atteint une de ces deux parties, elle est désignée sous le nom de *angine laryngée* et sous celui d'*angine pharyngée*.

ANKILOSE. État dans lequel une articulation

mobile devient immobile, par suite de la soudure des deux os qui formaient l'articulation.

ANTHRAUX. Voyez *charbon*.

APTHES. Ulcérations blanchâtres et superficielles qui se manifestent dans l'intérieur de la bouche, et qui se propagent quelquefois fort en avant dans le conduit alimentaire.

APOPLEXIE ou *coup de sang*. Maladie du cerveau due à la compression de ce viscère, et qui a pour résultat la perte de la sensibilité et des mouvements volontaires.

ASCITE. Hydropisie dans l'abdomen.

ATROPHIE. Diminution de volume d'une partie du corps par défaut de nutrition.

ATTEINTE. Contusion ou meurtrissure faite par le pied dans une des parties inférieures des extrémités. L'atteinte se déclare le plus ordinairement sur les talons ou sur les tendons. Dans ce dernier cas, elle est nommée *nerf ferrure*. Dans le premier cas, elle peut dégénérer en javart encorné.

AVANT-CŒUR ou *anti-cœur*. Tumeur charbonneuse placée au poitrail.

AVIVES. Engorgement des parotides.

BARBES ou *barbillons*. On donne ce nom à des appendices qui sont les orifices des canaux d'une glande salivaire. Ces appendices, qui sont plus ou moins prononcés, avaient été considérés comme le signe d'une maladie. La science a fait justice de cette erreur.

BLEIME. Meurtrissure de la sole ou des quartiers en talons. La bleime est dite *sèche* lorsqu'elle laisse apercevoir des stries de sang dans la corne et qu'il n'y a pas de suppuration; elle est dite *suppurée* lorsqu'il y a eu inflammation et que la matière s'est déclarée. La première est moins grave que la dernière.

BLESSURE. Lésion locale faite par un corps extérieur, qu'il y ait place ou non.

BOITERIE. Voyez claudication.

BRONCHITE. Inflammation de la membrane qui tapisse l'intérieur des tuyaux qui sont situés dans les poumons et qui sont destinés à donner passage à l'air, et qui ont reçu le nom de bronches.

CAPELET ou *passe-campagne*. Tumeur molle, mobile, ordinairement indolente, située à la pointe du jarret.

CARIE. Ulcération des os.

CATARRHE. Inflammation de quelques membranes suivie d'écoulement d'une matière particulière. La membrane des voies de la respiration est le plus souvent affectée dans le cheval.

CERISE. Excroissance charnue, rouge et arrondie, qui survient quelquefois sur les pieds des chevaux après une opération, et qui est due à un pansement mal fait.

CHANCRE. Ulcère plus ou moins arrondi qui a une tendance à s'étendre et qui ronge les chairs.

CHARBON ou *anthrax*. Maladie qui consiste dans le développement, sur le corps, d'une ou plusieurs tumeurs de formes variées, s'étendant avec rapidité et se terminant promptement par la gangrène.

CLAUDICATION ou *boiterie*. Action de boiter.

La claudication n'est pas une maladie, mais le symptôme d'une affection. Il est difficile quelquefois, non seulement de reconnaître si le cheval boite, mais encore de juger quelle est l'extrémité malade.

Le cheval, à moins que la claudication ne soit très prononcée, souvent ne boite pas au pas. Au galop, les mouvements sont trop rapides pour que la claudication puisse paraître lorsqu'elle est légère. C'est au trot et lorsque le cheval trotte sur un terrain dur, le pavé par exemple, qu'il est plus facile de reconnaître la claudication. Il est bon quelquefois de faire trotter le cheval en main, en le tenant au bout de la longe. La boiterie, par ce moyen, est plus facilement apercevable.

Dans le cas où la claudication serait peu apercevable, voici les moyens de pouvoir la reconnaître.

On ferat rotter le cheval sur le pavé ou sur un terrain dur. S'il boite, il cherchera à soulager le membre malade en abrégeant l'appui sur ce membre; ainsi donc, l'appui sur le membre souffrant sera très court et le lever prolongé. Le contraire aura lieu pour le membre sain. Il résultera de là une irrégularité dans les mouvements, qui feront voir et entendre des temps inégaux dans la percussion.

Voici les moyens de reconnaitre l'extrémité souffrante :

Si le cheval boite d'une extrémité antérieure, il lèvera la tête au moment de l'appui de cette extrémité, et la charge sera rejetée sur le bipède diagonal. Lorsqu'il fera son appui sur l'extrémité saine, cet appui sera prolongé et il baissera la tête. Si c'est le membre postérieur qui est malade, il baissera la tête au moment de l'appui de cette extrémité, en rejetant le poids du corps sur le devant; l'autre membre postérieur accélérera son poser pour prolonger l'appui, et la croupe se baissera du côté du membre souffrant au moment de l'appui de ce membre.

Il arrive quelquefois, dans le cas de fourbure, par exemple, que le cheval boite des deux extrémités antérieures ou des deux extrémités postérieures. Cette claudication peut être apercevable lorsque le cheval est en repos. Si le cheval souffre des deux extrémités antérieures, il lèvera la tête, rejètera le poids du corps sur les membres postérieurs, qui se rapprocheront autant que possible des membres antérieurs; si c'est les deux membres postérieurs qui souffrent, le cheval baissera la tête, portera autant que possible les membres antérieurs sous lui et les membres postérieurs en arrière.

Si le cheval boite peu, on dit qu'il *feint ;* et qu'*il boite tout bas*, si la claudication est bien prononcée.

Clou de rue. Clou qui pénètre dans la fourchette ou dans la sole, et que le cheval a pris en marchant. Si, au lieu d'un clou, c'est un morceau de bois ou de tout autre corps , on lui donne le nom de *chicot*.

Coliques ou *tranchées.* Douleurs qui ont leur siège dans le tube digestif ou dans quelqu'autre viscère situé dans l'abdomen.

Constipation. Etat des excréments qui sont durs, rares, et qui ne sortent qu'à l'aide de grands efforts.

Contusion, ou *coup*, ou *meurtrissure.* Blessure produite par le choc d'un corps contondant, sans apparence de plaie.

Cor. Epaississement, callosité et mortification

de la peau, due à la compression ou à des frottements longtemps continués. C'est sur le dos, les côtes et le garrot que les cors surviennent le plus fréquemment.

CORNAGE ou *sifflage*. Bruit que certains chevaux font entendre en respirant. Lorsque le cheval *corneur* est mis en action, ce bruit augmente et ressemble à celui qui se fait entendre lorsqu'on souffle dans une corne.

CORYZA. Catarrhe nazal.

COURBATURE. Ce mot n'a pas d'acception déterminée. Tantôt elle signifie une lassitude ou une inflammation des muscles de la poitrine, mais le plus souvent une ancienne maladie de poitrine.

COURBE. Tumeur osseuse plus ou moins grosse qui a son siége à la face interne et supérieure du jarret, vers la partie inférieure du tibia.

CRAPAUD. Excroissance spongieuse, filamenteuse, avec désorganisation des parties, laissant transuder une humeur âcre et fétide, dont le siége primitif est sur la fourchette, et qui peut s'étendre sur la sole.

CREVASSES. Fentes ou gersures de la peau, dont les bords ont une tendance à s'écarter, et desquelles s'écoule une humeur plus ou moins abondante et ordinairement fétide. Les crevasses se déclarent le plus ordinairement aux parties inférieures des extrémités.

CROISSANT. Saillie demi-circulaire de la sole en pince, déterminée par la déviation de la partie antérieure de l'os du pied. Cette maladie est ordinairement la suite de la fourbure.

DARTRES. Maladies de la peau caractérisées par de petits boutons rouges, pustuleux, réunis en plaques plus ou moins larges et ayant différentes formes. Il y a plusieurs espèces de dartres. La *dartre sèche* est une des plus communes chez le cheval. Elle présente des taches blanches, peu saillantes, et recouvertes d'une espèce de poussière ou d'écailles minces.

DÉMANGEAISON. Irritation de la peau qui fait éprouver une sensation désagréable et qui porte le cheval à se gratter.

DIARRHÉE ou *dévoiement*. Évacuations d'excréments abondantes, liquides, de nature glaireuse et ordinairement accompagnées d'épreintes et de coliques.

EAUX AUX JAMBES. Suintement d'une liqueur séreuse, fétide, qui a lieu à la partie inférieure des extrémités, et qui s'attache à l'extrémité des poils réunis en paquets.

ECART. Distension des ligaments articulaires des os de l'épaule et des bras ou des muscles qui entourent cette articulation. Si la distension est portée à son dernier degré d'intensité, on la nomme *entr'ouverture.*

Effort. Distension des ligaments qui assujétissent les différentes articulations.

Enchevêtrure. Blessure transversale au pli du pàturon, occasionée par le frottement de la longe dans laquelle le cheval s'est pris.

Entérite. Inflammation des intestins.

Eparvin. On donne ce nom à trois maladies différentes. Il y a donc : 1° l'*éparvin sec,* qui consiste dans un mouvement convulsif du jarret, au moment de la flexion; 2° l'*éparvin calleux,* qui est une tumeur osseuse placée à la partie latérale interne et inférieure du jarret, vers le canon; 3° l'*éparvin de bœuf,* qui est une tumeur molle dans le principe, qui devient ensuite dure, placée sur toute la face interne du jarret et s'étendant quelquefois de manière à l'entourer complètement.

Esquinancie. Voyez *angine.*

Etonnement de sabot. Ebranlement de l'ongle déterminé par un coup violent ou un heurt très fort du pied contre un corps dur et résistant. Cet accident peut encore être dû à des coups violents de brochoir donnés par le maréchal pendant qu'il ferre. Une boiterie plus ou moins longue et plus ou moins forte est la suite de cette affection.

Exostose. Tumeur osseuse qui s'élève plus ou moins au-dessus de la surface naturelle des os. Le suros, l'éparvin calleux, la courbe, etc., ne sont autre chose que des exostoses.

Farcin. Maladie contagieuse, caractérisée par des tumeurs plus ou moins volumineuses ayant ordinairement la forme de boutons, plus ou moins dures, quelquefois squirrheuses, qui suivent le trajet des vaisseaux en formant une espèce de chapelet, suppurant lentement et dégénérant en ulcères fétides.

Fic. Excroissances rougeâtres, molles, à base étroite et à sommet renflé, se déclarant sur les membranes des paupières, des naseaux, des organes de la génération, et sur les membres des chevaux atteints d'eaux aux jambes.

Fluxion périodique ou *ophtalmie périodique*. Maladie des yeux qui se manifeste à des époques quelquefois déterminées, mais le plus ordinairement assez irrégulière dans sa marche. Elle se manifeste par une inflammation générale de l'œil avec larmoiement et par le trouble d'une humeur contenue dans le globe, nommée humeur aqueuse, à cause de sa limpidité dans l'état sain. L'humeur aqueuse réfléchit la couleur d'une feuille morte.

Il y a de plus, dans la partie inférieure du globe, un dépôt d'une matière jaunâtre assez consistante. Le cheval finit ordinairement par perdre l'œil affecté.

FORME. Tumeur osseuse située à la partie inférieure du pàturon, près de la couronne. Cette affection, très grave, finit ordinairement par ankyloser l'articulation de l'os du pàturon avec celui de la couronne.

FOURBURE. Inflammation des parties charnues qui sont placées dans le sabot.

FRACTURE. Solution de continuité qui se fait subitement dans les os.

FONGUS ou *fongosité*. Excroissance molle et spongieuse, en forme de champignon, qui s'élève sur les plaies, les ulcères, les membranes, etc.

GALE. Affection de la peau, contagieuse, consistant en de petits boutons durs à leur base, transparents à leur sommet, et contenant une matière séreuse qui, lorsqu'elle est abcédée, forme des croûtes. Ces pustules, qui sont dues, d'après certains auteurs, à la présence d'un insecte, occasionent un prurit désagréable.

GANGRÈNE. Extinction de toute action organique d'une partie molle avec décomposition des tissus. C'est une mort locale. Si la gangrène attaque un membre dans toute son épaisseur, on la nomme *sphacèle*.

GASTRITE. Inflammation de l'estomac.

GLANDÉ (Cheval glandé). Le cheval est glandé lorsque les ganglions lymphatiques de l'auge sont tuméfiés. Voyez *gourme*, *morve*.

GOURME. Maladie particulière aux jeunes chevaux, se manifestant par un écoulement plus ou moins abondant, par les deux narines, d'une matière blanche qui ne s'attache pas aux ailes du nez. Les ganglions de l'auge sont engorgés, chauds, douloureux, et n'adhèrent pas à l'os de la mâchoire postérieure. Ces ganglions, qui, or ordinairement sont accompagnés de l'engorgement des parties voisines, s'abcèdent souvent. Le cheval, pendant la maladie, et surtout dans le principe, paraît souffrant. Les poulains élevés dans les lieux humides sont plus malades que ceux élevés dans les lieux secs et chauds.

HÉMORRAGIE. Effusion notable de sang, due à la rupture de quelque vaisseau ou à l'exalation.

HERNIE. Tumeur formée par le déplacement de quelque viscère échappé de son siége naturel par une ouverture et qui fait saillie au dehors.

HYDROPHOBIE. Voyez *rage*.

HYDROPISIE. Epanchement de sérosité dans

une cavité, ou dans le tissu cellulaire. Dans ce dernier cas, elle a reçu le nom d'*anasarque*.

IMMOBILITÉ. Maladie nerveuse caractérisée par la difficulté qu'éprouve le cheval de reculer et même d'exécuter tout mouvement volontaire.

INDIGESTION. Trouble dans l'acte de la digestion avec malaise, soit que la mauvaise digestion soit due à la trop grande quantité d'aliments, soit qu'elle soit occasionée par leur mauvaise qualité.

INFLAMMATION. Etat d'exaltation des propriétés vitales, ayant pour caractères la douleur, la rougeur, la chaleur et la tension.

JARDON ou *jarde*. Tumeur osseuse qui se développe sur le côté externe inférieur et un peu postérieur du jarret vers la partie supérieure du canon.

JAVART. Abcès ou tumeur inflammatoire, situé à la partie inférieure de l'extrémité. On reconnaît trois espèces de javarts : 1° le *javart simple*, qui n'est qu'un furoncle de la peau, situé ordinairement vers le pâturon; 2° le *javart tendineux*, qui affecte les tendons ou leurs gaînes; 3° le *javart cartilagineux*, qui est dû à la carie du cartilage latéral du pied.

LAMPAS. Inflammation de la membrane de la bouche correspondant au palais.

Lumbago. Espèce de rhumatisme qui affecte les muscles de la région des lombes.

Luxation. Déplacement complet ou incomplet de la partie articulaire d'un ou de plusieurs os. Les luxations sont, pour la plupart, incurables, ou du moins très graves.

Malandres. Crevasses ou ulcérations transversales et permanentes qui viennent au pli du genou.

Mal de garrot. Tumeur inflammatoire avec plaie ou sans plaie, qui a son siége au garrot et qui est ordinairement produite par la pression d'une selle mal ajustée.

Mal de rognon. Tumeur inflammatoire qui vient sur les reins.

Mal de taupe. Tumeur inflammatoire qui a son siége à la nuque.

Météorisation ou *tympanite*. Gonflement de l'abdomen dû au dégagement de gaz, soit dans l'estomac, soit dans l'intestin.

Molette. Tumeur molle placée à la partie latérale postérieure et un peu supérieure du boulet. Elle est due à une accumulation de synovie favorisée par le relâchement de la membrane synoviale.

Morfondure. Ce mot servait à désigner autrefois le catarrhe nasal.

Morve. Maladie considérée par les uns comme contagieuse et par les autres comme non contagieuse. Jusqu'à ce que la question soit décidée, il est prudent de la considérer comme contagieuse. Elle est caractérisée par un jetage d'une humeur verdâtre, qui a lieu, le plus souvent, dans le principe, par une seule narine, et presque toujours par la narine gauche. La matière adhère aux ailes du nez ; les ganglions de l'auge sont tuméfiés, insensibles, de la grosseur à peu près d'une noix, et adhèrent à l'os de la mâchoire inférieure. Plus tard, le jetage augmente et des ulcérations se déclarent sur la membrane du nez. Le cheval paraît se bien porter, du reste. Il y a une variété de morve, nommée *morve aiguë*, qui présente tous les caractères d'un coryza gangréneux avec trouble dans toutes les fonctions.

Mules traversines. Crevasses situées en arrière du boulet.

Néphrite. Inflammation des reins, organes chargés de sécréter l'urine.

Œdème. Hydropisie partielle du tissu cellulaire, caractérisée par une tumeur molle sans douleur ni chaleur, et conservant l'empreinte du doigt qui l'a comprimée.

Ognon. Exhubérance qui se déclare sur la sole des quartiers, et qui est due à une saillie ou tumeur osseuse placée sur la face inférieure de l'os du pied.

OPHTALMIE. Inflammation du glôbe de l'œil, accompagnée de rougeur de la membrane nommée conjonctive. Si celle-ci est seulement enflammée, la maladie est nommée *conjonctivité*.

OSSELETS. Tumeurs osseuses qui viennent au genou.

PARALYSIE. Abolition ou diminution des mouvements volontaires, souvent avec perte de la sensibilité.

PEIGNES. Hérissement des poils à la partie inférieure des extrémités avec suintement d'une humeur fétide qui agglutine ces poils.

PHLEGMON. Tumeur inflammatoire dont le siége est dans le tissu cellulaire.

PLAIE. Solution de continuité faite aux parties molles.

PLEURÉSIE. Inflammation de la plèvre, membrane qui tapisse extérieurement les poumons et la face interne des parois de la poitrine.

PNEUMONIE. Inflammation de la substance du poumon. Cette maladie est encore nommée *Péripneumonie*.

POIREAUX. Excroissances assez grandes qui ressemblent à des verrues, qui laissent suinter une humeur particulière, et situées à la partie inférieure des extrémités, à l'anus, à la vulve, etc.

Pousse. Maladie des organes de la respiration, caractérisée par une forte inspiration suivie d'une expiration entrecoupée par un temps d'arrêt, nommé *soubresaut*. Quelquefois, mais rarement, le soubresaut a lieu dans l'inspiration, tandis que l'expiration est à peu près naturelle.

Poux. Insectes qui fatiguent beaucoup le cheval et le font souvent maigrir. Les poux se logent sur toutes les parties du corps, mais le plus ordinairement au toupet, à la crinière et à la queue.

Pustule. Petite tumeur qui vient sur la peau et qui suppure au sommet.

Rage ou *hydrophobie*. Maladie contagieuse, ayant pour caractères une excitation nerveuse extraordinaire, des suffocations, une strangulation, et quelquefois l'horreur des liquides. Elle se montre par accès, qui sont suivis après un certain temps de la mort.

Rhumatisme. Affection d'une partie du corps, qui se manifeste par des douleurs et des claudications dont la cause est souvent ignorée. On n'est pas d'accord sur la nature de cette maladie.

Roux vieux ou *rogne*. Gale rongeante qui laisse suinter une humeur corrosive, et qui a son siége au toupet, à la crinière et à la queue.

SEIME. Fente perpendiculaire de la paroi. Lorsque la seime est en pince, elle est nommée *soie* ou *pied de bœuf*; si elle est placée sur les quartiers, elle est dite *seime quarte*.

SOLANDRES. Crevasses transversales qui viennent au pli du jarret.

SOLE BATTUE. Contusion de la sole occasionée par le fer ou par tout autre corps dur.

SOLE ÉCHAUFFÉE ou *brûlée*. Inflammation des parties charnues de la sole, qui est due à l'application d'un fer trop chaud ou à un appui trop fort et trop continué de ce fer.

SQUIRRHE. Tumeur dure, indolente, sans rougeur à la peau, se déclarant le plus souvent sur les glandes et dégénérant en cancer.

SUROS. Tumeur osseuse qui se déclare sur le canon.

TAIE. Voyez *albugo*.

TAUPE. Voyez *mal de taupe*.

TÉTANOS ou *mal de cerf*. Maladie nerveuse qui a pour caractères le serrement des mâchoires, la difficulté ou l'impossibilité d'avaler, la roideur des muscles de l'encolure, du dos, des membres, etc.

TOUX. Voyez *catarrhe*.

TRANCHÉES. Voyez *coliques*.

TUMEUR. Voyez *abcès*, *phlegmon*, etc.

Ulcère. Petite plaie située sur une partie molle ou dure, ordinairement ancienne, avec écoulement de pus de mauvaise nature, et entretenue par une cause locale ou générale.

Varice. Dilatation contre nature d'une veine.

Verrues. Végétations sur la peau, plus épaisses qu'elle et présentant des sillons à leur partie supérieure.

Vertige. Maladie violente qui porte le cheval à se jeter sur les objets qui l'environnent, à les frapper avec la tête et à les pousser en s'appuyant fortement dessus. Le vertige est ordinairement dû à une inflammation du cerveau ou de ses membranes; d'autres fois il est dû à une maladie de l'estomac, du foie, etc. Dans ce dernier cas, il est nommé *symptomatique*.

Vessigon. Tumeur molle, due à l'accumulation de la synovie et au relâchement de la capsule synoviale, et située sur les parties latérales du jarret.

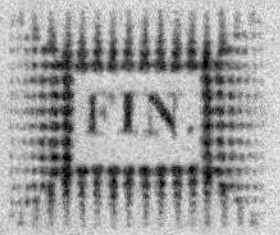

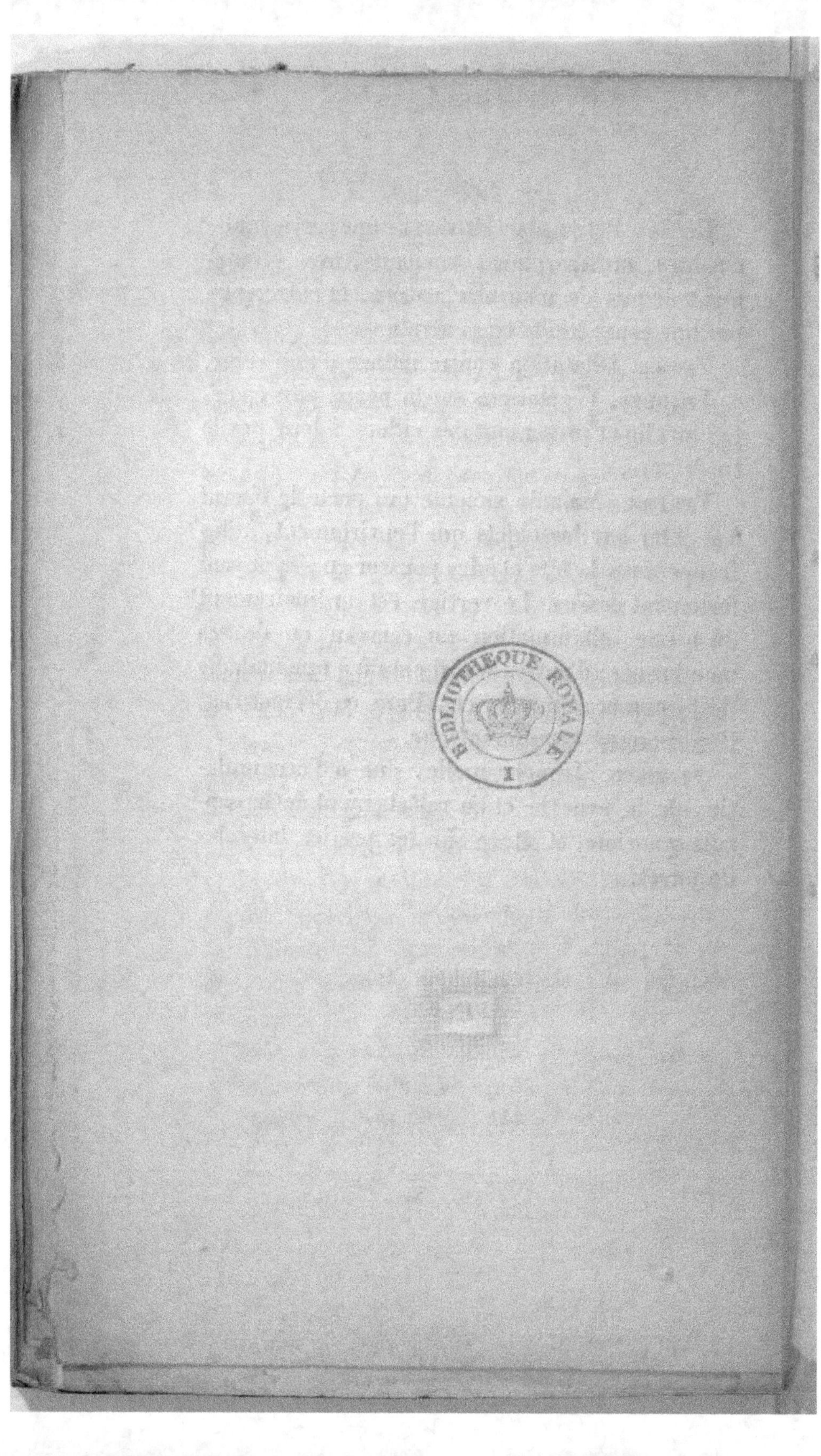

TABLE DES MATIÈRES

CONTENUES

Dans ce Volume.

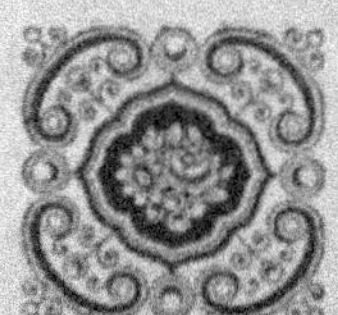

BIBLIOTHÈQUE NATIONALE DE FRANCE
3 7531 05083829 2